Wurst selber machen

Zum Profi bei der eigenen Wurstherstellung werden - Wie Sie ganz einfach und mit erstklassigen Tipps & Tricks Wursten, Räuchern und Pökeln mit BONUS

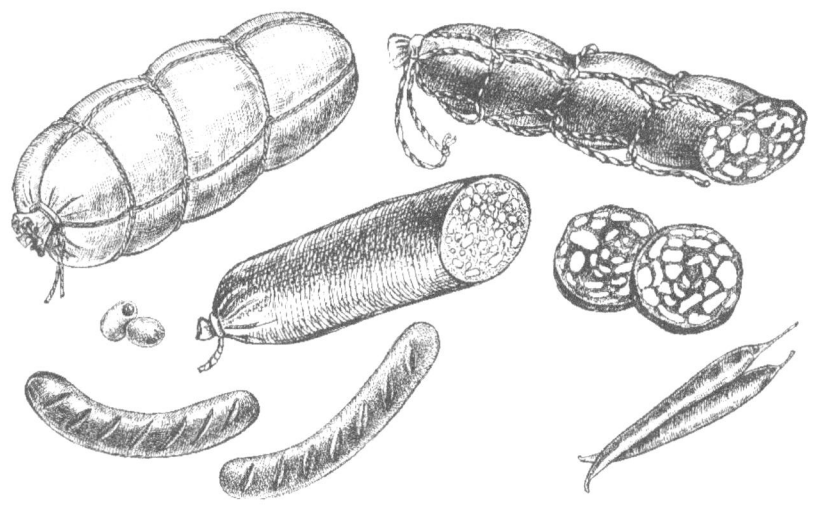

Franz Metzbach

Bearbeitete Zweitauflage 2022

Copyright by Franz Metzbach

Alle Inhalte dieses Werkes sowie Informationen, Strategien und Tipps sind urheberrechtlich geschützt. Alle Rechte sind vorbehalten. Jeglicher Nachdruck oder jegliche Reproduktion – auch nur auszugsweise – in irgendeiner Form wie Fotokopie oder ähnlichen Verfahren, Einspeicherung, Verarbeitung, Vervielfältigung und Verbreitung mit Hilfe von elektronischen Systemen jeglicher Art (gesamt oder nur auszugsweise) ist ohne ausdrückliche schriftliche Genehmigung des Autors strengstens untersagt. Alle Übersetzungsrechte vorbehalten.

Druck und Auslieferung: Amazon.de

ISBN: 979-8592793585

Inhaltsverzeichnis

Einleitung 9

Gründe, eigene Wurstsorten herzustellen 11

Welches Zubehör benötigen Sie? 14

    FLEISCHWOLF 15

    THERMOMETER 16

    SCHÜSSELHACKER (KUTTER) 16

    WURSTFÜLLER MIT KOLBEN 17

    SCHARFES MESSER 17

    RÄUCHEROFEN 18

        Räucherofen selbst gebaut *18*

        Kühlschrank Räucherofen *19*

Welche Hülle für welche Wurst? 20

    NATURDÄRME 20

    KÜNSTLICHE HÜLLEN 21

    KOLLAGENHÜLLEN 22

    ZELLULOSEHÜLLEN 22

    KUNSTDÄRME 22

Welches Fleisch können Sie für die Wurstherstellung verwenden? 23

Unterschiede der Wurstsorten 24

    ROHWÜRSTE 24

    KOCHWÜRSTE 26

    BRÜHWÜRSTE 27

Verschiedene Arten zur Herstellung der Wurst 28

- Pökeln 28
- Trockenpökeln 29
- Kalträuchern 29
- Räuchern – kalt oder heiß? 31
- Heißräuchern 31
- Wichtige Überlegungen bei der Wurstherstellung 33
  - 1. Temperatur 33
  - 2. Gewicht 34
  - 3. Fettgehalt 34

Haltbarkeit und Lagerung von Wurst 35

Schritt für Schritt zur Wurstherstellung: 37

- 1. Zerkleinern 37
- 2. Kühlen 37
- 3. Zerkleinern im Fleischwolf 38
- 4. Weitere Verarbeitung mit Zutaten 38
- 5. Überprüfen der Festigkeit 39
- 6. Wurst befüllen und Vorbereitung der Wursthülle 39
- 7. Wursthülle aufziehen 40
- 8. Bedienung des Füllers 40
- 9. Reifung von Wurst und Fleisch 41

Rezepte 43

- Bratwürste 43
  - Coburger Bratwurst 44
  - Fränkische Bratwurst 46
  - Grobe Bratwurst 52
  - Pizzabratwurst 54
  - Asiatische Bratwürste 56
  - Hessische Bratwurst 58
  - Nürnberger Rostbratwürste 60

Rohwürste 62

Polnische Rohwurst 66

Mettwurst 68

Feine Mettwurst 70

Luftgetrocknete Salami 72

Bierwurst 75

Ungarische Salami 77

Kielbasa 79

Cervelat Wurst 81

Pfefferbeißer 83

Landjäger 85

Teewurst 87

Chorizo 89

Kochwürste 92

Leberwurst 94

Hausmacher Leberwurst 96

Weiße Kochwurst 98

Bauernwurst 100

Kräuter Kochwurst 102

Zwiebelfleisch 104

Corned Beef 106

Braunschweiger 108

Presssack 110

Brühwürste 112

Knacker (rohpolnisch) 113

Jagdwurst 115

Gelbwurst 117

Mortadella 119

Bierschinken 121

Debrecziner 123

Wiener Würstchen 125

Käse-Krainer 127

Rindwurst (gebrüht) 129

Jagdwurst 131

Pfälzer Leberwurst 133
Lyoner 135
Regensburger Würstchen 137

Geräuchert Würste 139

Bockwurst geräuchert 140
Frankfurter 142
Rindswurst 144
Krakauer Würste 146
Krakauer Spezial 148
Bauern-Knoblauchwurst 150
Paprikawurst geräuchert 152
Geräucherte Knacker 154

SCHINKEN SELBST GEMACHT – TIPPS 156
UNTERSCHIEDLICHE METHODEN ZUR HERSTELLUNG VON SCHINKEN..... 156
WELCHES FLEISCH BRAUCHEN SIE ZUR SCHINKENHERSTELLUNG? 158

Geräucherter Schinken 160
Gewürzschinken 162
Kaltgeräucherter Tiroler Speck 164
Coppa 166
Lachsschinken 168
Wacholderschinken 170
Speck geräuchert 172

Wurst aus Wild 174

Wild Salami 176
Rehbratwurst 178
Wild-Leberwurst 180
Wildschwein-Knacker 182
Wildschweinschinken 184

Sülze 186

Schweinesülze 187
Schüssel-Sülze 189
Schweinebauch in Aspik 191

Schweinesülze (weiteres Rezept) 193

Geflügelwurst 195

Hühner-Leberpaste 196
Hähnchen-Bratwurst 198
Putendebreziner 199
Geflügelwurst (Hühnchen) 201
Kaltgeräucherte Gänsebrust 203
Entenschinken 205

Fleischkäse – verschiedene Arten 207

Fleischkäse klassisch 208
Putenleberkäse 210
Leberkäse 212
Pizza - Fleischkäse 214
Schweizer Fleischkäse 216

Vegetarische Wurst 218

Vegetarische Bratwurst 220
Vegetarische Bratwurst Spezial 222
Vegane Lauchwurst 224
Vegetarische Nuss-Wurst 226
Vegane Leberwurst 228
Zwiebel-Mettwurst vegetarisch 230
Vegane Mortadella 231

Bonus: Soßen für Wurstgerichte 233

Zwiebelsoße 233
Soße für Currywurst 235
Käse-Knoblauch-Soße 237
Senfsoße 239
Zwiebelsoße für Bratwurst 240
Biersoße 242

Begriffserklärungen 243

UMRÖTEN	243
KUTTER	243
KUTTERHILFSMITTEL	243
STARTERKULTUREN	244
NITRITPÖKELSALZ	244

Schlusswort 245

Haftungsausschluss 246

Impressum 247

Einleitung

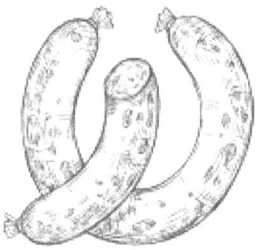

Sind Sie es auch leid, nicht wirklich zu wissen, welche Zutaten in Ihrer Wurst sind, die Sie gekauft haben? Finden Sie es ebenso beunruhigend, dass Tiere nur dazu gezüchtet werden, um in Massen Fleisch und Wurst herstellen zu können? Dann sind Sie hier richtig, denn, dieses Buch ist für Menschen gedacht, die Wurst lieben und sie am liebsten selbst machen würden, da sie auf Qualität setzen und nicht auf ein schnell haltbares Produkt, das in der heutigen Zeit mit der traditionellen Wurstherstellung nichts mehr zu tun hat!

In der heutigen schnelllebigen Zeit, fragen sich immer mehr Menschen, was sie denn eigentlich kaufen, wenn sie im Supermarkt einkaufen. Auf den Packungen stehen teilweise unverständliche Daten zu den Inhaltsstoffen und Verbraucher sind verunsichert, was in den Lebensmitteln eigentlich wirklich enthalten ist. Besonders Fleisch und Wurst, das in Supermärkten erhältlich ist, stammt aus der Massentierhaltung. Viele Menschen stehen dieser sehr skeptisch mit Recht entgegen. Nicht nur Antibiotika werden den Tieren zusätzlich gegeben, sondern auch die quälerische Art, wie die Tiere gehalten werden, stößt immer mehr Menschen ab, Fleisch oder Wurst verpackt zu kaufen.

Damit ist jetzt Schluss, Menschen kommen zurück zur Natur und zur natürlichen Ernährung, die qualitativ hochwertig ist. Werden auch Sie wieder ein Teil der Natur und lernen Sie, mit diesen Anleitungen ganz einfach und unabhängig hochwertige Wurst selbst herzustellen. Von einfachen Rezepten, die kinderleicht sind bis hin zu etwas aufwendigeren Herstellungsarten, können Sie ihre Familie und Freunde mit immer neuen Gaumenfreuden überraschen. Fangen Sie heute noch an und werden Sie wie viele andere ein begeisterter Wurshersteller. Gehen Sie auf die Entdeckungsreise der kulinarischen Genüsse, die ihr Leben bereichern. Probieren Sie die Rezepte aus, verfeinern Sie diese nach ihrem eigenen Geschmack. Entdecken Sie sich immer wieder neu in ihrer Kreativität.

Gründe, eigene Wurstsorten herzustellen

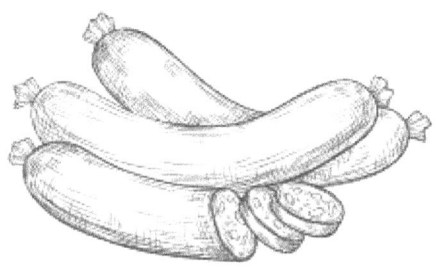

Es gibt viele Gründe, Wurst selbst herzustellen, anstatt in sie nur in einem Geschäft zu kaufen.

Skandale wie Gammelfleisch, Pferdefleisch-Zugabe in Fertiggerichte haben das Vertrauen der Verbraucher und in internationale, fast nicht nachvollziehbare Lieferketten verringert.

Es gibt zwar mittlerweile Wurst, die eine Bio-Qualität hat, doch ganz genau erkennt man auch dort die Quelle mit allen Zutaten nicht.

Wenn Sie Ihre eigenen Würste herstellen, können sie sicher sein, dass Ihre Wurst keine unnatürlichen oder unnötigen Zusatzstoffe erhält und von hoher Qualität und schmackhaft ist.

Weiterhin können Sie die Herkunft der Zutaten nachverfolgen, vor allen Dingen des Fleisches, um zu wissen, von welchem Tier die Wurst stammt, wie z. B. von einem Biobauernhof, bei dem die Tiere artgerecht gehalten und gefüttert werden.

Sie können, wenn Sie die Wurst selbst herstellen wollen, sicher sein, welches Fleisch verwendet wurde, welche Gewürze Sie hinzufügen und auch je nach Geschmack Würste herstellen und verfeinern.

Starten Sie mit einfachen Rezepten und probieren Sie nach und nach etwas Rezepte aus, die anspruchsvoller sind.

Kurz zusammengefasst:

Die Herstellung eigener Wurst ist auf lange Sicht kostengünstiger.

Es ist billiger, Hackfleisch, Gewürze und Wursthüllen zu kaufen und die Wurst selbst herzustellen, als sie in einem Geschäft zu kaufen.

Hausgemachte Wurst schmeckt besser.

Einige Lebensmittelgeschäfte und Feinkostläden verwenden möglicherweise Reste und unerwünschte Fleischstücke, um ihre Wurst zuzubereiten. Wenn Sie Ihre eigene Wurst herstellen, können Sie steuern, welche Art von Fleisch Sie verwenden, was zu aromatischeren Würsten führt.

Wenn Sie Ihre eigene Wurst zubereiten, können Sie mit verschiedenen Gewürzen experimentieren.

Es gibt verschiedene Gewürze und Zutaten, die Sie Ihrer Wurst hinzufügen können. Wenn Sie Ihre eigene Wurst herstellen, können Sie die Aromen anpassen, um Ihren Kunden die bestmögliche Option zu bieten.

Welches Zubehör benötigen Sie?

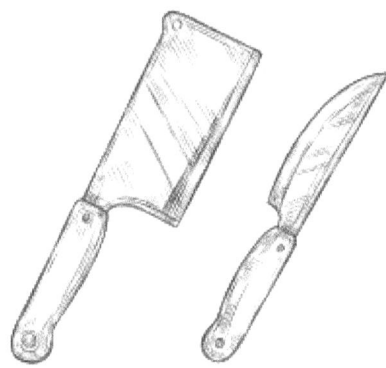

Einen Großteil des Zubehörs werden Sie wahrscheinlich in Ihrer Küche finden, falls nicht, ist es eine Investition wert, die Sie Ihr Leben lang nutzen können.

Sie brauchen natürlich, um eine Wurst herstellen zu können, nicht nur das Fleisch, sondern auch ausgewählte Gewürze, am besten Naturdärme und die richtigen Utensilien, je nachdem welche Wurstsorten Sie herstellen wollen.

Die drei wichtigsten Ausrüstungsgegenstände sind unabhängig von der Menge der Wurst, die Sie herstellen möchten, ein genaues Thermometer, eine kalibrierte Waage und ein Fleischwolf. Geräucherte Würste erfordern einen Raucher. Kochwürste, wie Frankfurter oder Bologna benötigen einen Schüsselhacker, um fein gemahlenen Fleischteig herzustellen. Dieser wird dann, nachdem er in einen Darm eingefüllt wird, entweder gekocht oder geräuchert.

Fleischwolf

Manche von Ihnen kennen ihn noch aus Großmutters Zeiten, mittlerweile gibt es den elektrischen Fleischwolf auch mit Wurstaufsatz.

Wenn Sie vorhaben, eine große Menge an Wurst herzustellen, also nicht nur um die Wurstherstellung einmal auszuprobieren, sondern Wurstsorten auf lange Zeit zu genießen, dann ist die Anschaffung eines elektrischen Fleischwolfes eine gute Investition.

Natürlich können Sie auch einen handbetriebenen Fleischwolf verwenden, der manuell durch Drehen betrieben wird. Sie benötigen dabei wesentlich mehr Kraft und haben einen höheren Zeitaufwand.

Grundsätzlich benötigen Sie jedoch einen Fleischwolf zur Wurstherstellung, um Fleisch und andere Zutaten zu zerkleinern und miteinander zu vermischen.

Damit Sie auch vielseitig mit dem Fleischwolf arbeiten können, ist beim Kauf normalerweise Zubehör beigefügt.

Wichtig für die Wurstherstellung ist dabei:
- Wurstfülltrichter
- Wurstaufsatz
- Lochscheiben mit verschiedenen Größen

Tipp: Legen Sie die Lochscheiben, bevor Sie die Fleischstücke durch den Fleischwolf lassen, kurz in den Gefrierschrank. Das hat die positive Auswirkung, Schmieren zu vermeiden und im Allgemeinen ist dadurch die Verarbeitung, wie auch von angefrorenem Fleisch einfacher.

Thermometer

Ein genaues Thermometer ist erforderlich, um sicherzustellen, dass rohes Fleisch während der Verarbeitung nicht mehr als 5 Grad Celsius erwärmt. Es ist auch erforderlich, die Innentemperatur von Brühwürsten zu messen, die heiß genug sein müssen, um mögliche Krankheitserreger im Produkt abzutöten. Die meisten Würste gelten als vollständig gekocht, wenn sie eine Innentemperatur von 70 Grad Celsius erreichen.

Schüsselhacker (Kutter)

Ein Schüsselhacker schneidet Fleisch mit rotierenden Hochgeschwindigkeitsklingen und einer Schüssel, die sich ebenfalls dreht. Es wird verwendet, um fein gemahlenen, emulgierten Teig für Würste oder Hotdogs herzustellen. Es kann auch anstelle einer Mühle bei langsameren Geschwindigkeiten verwendet werden, obwohl die Kosten für einen Schüsselhacker für die meisten kleinen Prozessoren außerhalb der Preisspanne liegen können. Der Zerhacker erwärmt den emulgierten Teig durch Reibung, damit Fleischproteine mikroskopisch kleine Fettpartikel einkapseln können. Die Temperaturregelung ist während dieses Vorgangs sehr wichtig, damit die optimale Endtemperatur des Teigs ungefähr 17 Grad Celsius beträgt.

Wurstfüller mit Kolben

Ein elektrischer Kolbenwurstfüller füllt die Hüllen viel schneller als ein handbetätigter, schraubenförmiger Behälter mit weniger Lufteinschlüssen. Ein Füller ist für die Zubereitung von Wurst zu Hause nicht unbedingt erforderlich. Sie können das Fleisch zu Pastetchen formen oder einwickeln. Glieder in Hüllen können mit einer Schnur oder durch Verdrehen der Wurst in bestimmten Abständen abgebunden werden.

Scharfes Messer

Messer sind eine wesentliche Ausrüstung für die Herstellung von Würsten. Die Arbeit mit einem stumpfen Messer erfordert Kraft und dies kann zu kleinen oder schweren Unfällen führen. Die Arbeit mit einem scharfen Messer ist bequem und angenehm, natürlich müssen wir aufpassen, dass wir uns nicht schneiden.

Hier hängt es jedoch von uns ab, ob unser Messer scharf ist. Jedes Messer wird mit der Zeit auch stumpf. Um dies zu verhindern, halten Sie das Messer "scharf". Es ist am besten, das Messer von Zeit zu Zeit zu kontrollieren und zu schärfen. Wir machen das immer, bevor wir mit der Arbeit beginnen. Einen Messerschärfer hat fast jeder Haushalt, falls Sie keinen besitzen, sollten Sie sich auch diesen zulegen.

Räucherofen

Um eine Wurst räuchern zu können, benötigen professionelle Wursthersteller eine Räucherkammer. Wir besitzen so etwas natürlich nicht zu Hause, aber eine Lösung dafür ist ein sogenannter Räucherofen. Sie können darin Würste heiß oder kalt räuchern.

Es gibt unterschiedliche Räucheröfen, die sich durch die Art des Baus oder in der Art der Hitze unterscheiden.

Geeignet ist ein Räucherofen, indem Sie die Würste aufhängen können.

Räucherofen selbst gebaut

Mit einem selbst gebauten Räucherofen können Sie genauso gute Ergebnisse erzielen, wie mit einem Fertigofen. Es gibt viele Möglichkeiten, sich mit wenig Geld einen Räucherofen zu bauen.

Diese Dinge sollten Sie dabei nicht außer Acht lassen:

- Sie benötigen eine Kammer zur Aufnahme von Hitze und Rauch, wie z. B. eine verzinkte Mülltonne, ein alter Kühlschrank, eine Holzkiste oder einen Terrakotta-Topf.
- Des Weiteren brauchen Sie eine Wärmequelle, die zwischen 100 und 200 Grad Celsius regeln können. Dazu eignet sich eine Heizplatte mit einem Brenner.

- Zusätzlich brauche Sie ein Gestell oder Stangen, um das Fleisch oder die Wurst aufhängen zu können.
- Natürlich brauchen Sie auch eine Möglichkeit, um die Temperatur überwachen zu können. Dazu können Sie ein Thermometer verwenden.
- Weiterhin brauchen Sie eine Pfanne für das Sägemehl.

Kühlschrank Räucherofen

- Entfernen Sie den Gefrierbereich und alle losen Regale, Fächer, Kunststoffteile usw. von innen, bis Sie einen einzigen großen Hohlraum haben. Sie können auch den Motor entfernen, so hat der Behälter weniger Gewicht.
- Schneiden Sie zur Belüftung ein Loch in die Oberseite des Kühlschranks, ungefähr 3 Zoll (ca. 8 cm) tief.
- Stellen Sie eine elektrische Kochplatte in den Boden des Kühlschranks. Sie können ein Loch für die Schnur bohren, falls sich der Kühlschrank nicht schließen lässt.
- Bohren Sie ein kleines Loch in die Seite des Kühlschranks für eine Thermometersonde. Alternativ können Sie ein digitales Thermometer mit einer Kabelsonde verwenden und es aus der Tür führen.

Welche Hülle für welche Wurst?

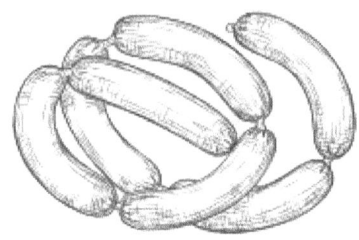

Naturdärme

Wenn Sie schon einmal eine Bratwurst gegessen haben, hatten Sie eine Wurst in einer natürlichen Hülle. Obwohl es abstoßend klingen mag, stammen natürliche Hüllen aus dem Darm anderer Tiere - vor allem von Schweinen. Andere übliche natürliche Hüllen stammen von Rindern und von Schafen.

Normalerweise haben Sie die Möglichkeit zu wählen, zwischen einem Naturdarm oder einem Kunstdarm (die aus synthetischem Eiweiß hergestellt wird), auch Kollagenhüllen genannt. Beide sind essbar, wobei der Kunstdarm vor dem Essen einer Wurst entfernt werden muss.

Natürliche Schweinedärme sind heute die am häufigsten verwendeten natürlichen Hüllen auf dem Markt. Ihre Größe reicht von 29 mm (die Größe einer Bratwurst) bis 45 mm (die Größe einer großen polnischen Wurst).

Rindfleischhüllen haben eine Größe von 38 mm bis 5 Zoll (ca. 13 cm) Durchmesser und werden zur Herstellung von Salami, Bologna und Mortadella verwendet.

Schafhüllen sind von Natur aus kleiner und liegen zwischen 19 mm und 26 mm. Schafhüllen in „Hotdog-Qualität" haben keine Löcher und werden verwendet, wenn das Fleisch emulgiert wird - wie z. B. Hotdogs.

Natürliche Hüllen werden zur Konservierung in vakuumversiegelten Behältern in Salz verpackt. Wenn Sie nicht die gesamte Verpackung verwenden möchten, können die verbleibenden Hüllen in Salz eingelegt werden und bis zu zwei Jahre im Kühlschrank aufbewahrt werden.

Naturdärme sollten Sie nicht einfrieren. Sie werden spröde und neigen dazu, aufzuplatzen, wenn sie wieder verwendet werden.

Künstliche Hüllen

Künstliche Hüllen bestehen aus Kollagen, Zellulose oder manchmal aus Kunststoff. Sie sind im Vergleich zu natürlichen Gehäusen relativ billig und lassen sich leichter an einer Wurst-Füllmaschine verwenden, ohne dass eventuelle Risse entstehen.

Unterschiede zwischen künstlichen Hüllen, um Ihnen bei der Entscheidung zu helfen, welche für Ihr Rezept am besten geeignet ist:

Kollagenhüllen

Kollagenhüllen werden aus dem Kollagen in Rinderhäuten und Schweinehäuten gewonnen und durch Verarbeiten des Kollagens durch eine Extrusion-Vorrichtung mit dem gewünschten Durchmesser hergestellt.

Essbare Kollagenhüllen werden für eine Vielzahl von Würstchen verwendet, von Frühstückswurst bis hin zu Wurst-Sticks als Snacks. Dank des Extrusion-Prozesses sind sie äußerst gleichmäßig dick, während des Füllens sehr haltbar und nehmen leicht Rauchgeschmack an.

Trotz der Essbarkeit ist es empfehlenswert, die Hülle nicht mitzuessen.

Zellulosehüllen

Cellulose Hüllen haben einen sehr konstanten Durchmesser und sind hochelastisch, sodass Würste schnell und einfach gefüllt werden können und somit nicht reißen können. Diese Hüllen werden in der Regel nach dem Kochen abgezogen.

Kunstdärme

Kunststoffumhüllungen sind nicht essbar und weder rauch- noch wasserdurchlässig. Diese Hüllen werden im Allgemeinen für nicht geräucherte Produkte oder emulgiertem Fleisch verwendet.

Welches Fleisch können Sie für die Wurstherstellung verwenden?

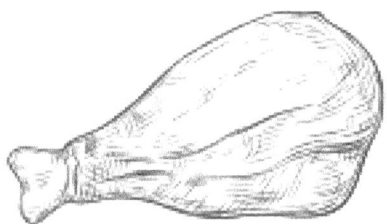

Im Groben wird Fleisch in rotes und weißes Fleisch unterschieden. Durch Proteine, die sich im Fleisch befinden, wird die Färbung beeinflusst, das sogenannte Myoglobin, das die Farbe beeinflusst. Tiere, die ihre Muskeln intensiv benutzen, entwickeln dieses Protein, das je höher die Produktion davon, das Fleisch röter werden lässt. Zudem hat es einen hohen Anteil an Eisen und einen höheren Anteil an Fett.

Weißes Fleisch enthält weniger Eisen, jedoch hat es ebenfalls wie rotes Fleisch einen hohen Anteil von Mineralien, wie Kalium oder Magnesium.Ausschließlich Geflügelfleisch wird als weißes Fleisch bezeichnet, wie z.B. von Hühnern, Gänsen, Enten oder Puten.

Alle weiteren Sorten von Schwein, Rind, Kalb, Schaf und Wildtieren zahlen zu rotem Fleisch. Wildtierfleisch zählt zu einer Kategorie Fleisch, das sehr reich an Aroma ist.

Letztendlich liegt es immer an dem Geschmack des Verbrauchers, für welche Geschmackssorte er sich entscheidet.

Unterschiede der Wurstsorten

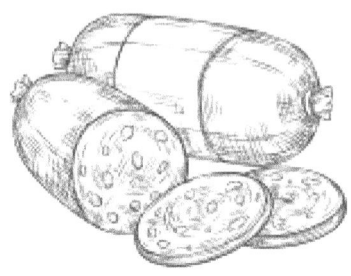

In Deutschland gibt es eine Vielzahl an Wurstsorten, sie unterscheiden sich in Rohwürste, Kochwürste oder Brühwürste, je nachdem, wie sie zubereitet werden.

Rohwürste

Der Unterschied zu anderen Wurstsorten besteht bei einer Rohwurst darin, dass kein Erhitzen der Zutaten angewandt wird. Rohwürste unterlaufen eine Fermentation oder einer Konservierung. Ebenso können sie gepökelt und/ oder geräuchert werden. Ein weiteres Verfahren ist die Trocknung. All diese Verfahren bewirken, dass die Wurst haltbar gemacht wird.

Es gibt streichfähige und schnittfähige Rohwürste, wie z.B. Teewurst als streichfähig oder schnittfähig wie die Salami.

Durch das Hinzufügen von Fett wird die Streichfähigkeit erzielt und die Haut der Würste kann variieren.

Wurstsorten:

- Bauernbratwurst
- Berliner Knacker
- Breslauer
- Cervelat Wurst
- Mettwurst
- Landjäger
- Kaminwurzen
- Rindersalami
- Rinderwurst
- Thüringer Bratwurst
- Salami
- Schinkenmettwurst
- Thüringer Knackwurst
- Zwiebelwurst
- Mettwurst
- Teewurst
- Braunschweiger
- Frühstückswurst

Sie können Rohwürste bis zu ca. 1,5 Monate gekühlt aufbewahren.

Kochwürste

Der Unterschied zur Rohwurst besteht darin, dass die meisten Zutaten der Wurst gekocht werden. Ausnahmen machen Leber und Blut.

Durch das Kochen entsteht die gewünschte Konsistenz, die erzielt werden soll. Nachdem die Würste abgekühlt werden, erstarrt sozusagen das Fleisch und Fett. Je nachdem, welche Zutaten verwendet werden, entstehen Wurstsorten wie z. B. Leberwurst, Kochwurst, Sülze oder Blutwurst.

Wurstsorten:

- Blutwurst (Presswurst, Zungenblutwurst)
- Gekochte Mettwurst
- Gekochte Zwiebelmettwurst
- Kohlwurst
- Rinderwurst
- Leberpastete
- Sülzwurst (Schinkensülze, Bratensülze, Kalbfleischsülze)
- Presssack
- Wurstsülze

Brühwürste

Die bekanntesten Brühwürste sind wohl Wiener Würstchen, Bockwurst oder Jagdwurst. Bei der Zubereitung werden diese entweder gesiedet oder gebrüht, d. h. Fleisch und Fett und andere je nach Rezept bedingte Zutaten werden nach dem Zerkleinern erhitzt und danach abgefüllt.

Nach dem Brühen besteht weiterhin die Möglichkeit, eine Brühwurst zu räuchern.

Wurstarten:

- Rindswurst
- Wiener Würstchen
- Knacker
- Weißwurst
- Pfälzer
- Regensburger
- Debrecziner
- Lyoner
- Gelbwurst
- Fleischwurst
- Krakauer
- Jagdwurst

Die Wurst sollte möglichst, nach Anschnitt, innerhalb wenigen Tagen gegessen werden.

Verschiedene Arten zur Herstellung der Wurst

Pökeln

Das Pökeln geht bis in die Antike zurück. Um Fleisch und Wurst länger haltbar zu machen bzw. zu konservieren, geschieht das durch die Zugabe von Nitritpökelsalz.

Es wird unterschieden zwischen Nasspökeln und Trockenpökeln. Dabei gilt beim Trockenpökeln grundsätzlich auf 1 kg Fleisch:

- 80 Gramm Salz
- 8 Gramm Zucker
- 1 Gramm Salpeter

Beim Nasspökeln wird das Fleisch, Salz und Gewürze (je nach Geschmack) in einem Liter Wasser gekocht und nach der Abkühlung verwendet.

Dabei gilt grundsätzlich auf 1 kg Fleisch:

- 1 Liter Wasser
- 100 Gramm Salz
- 1 Gramm Salpeter
- 5 Gramm Zucker.

Je nach Geschmack kann Knoblauch, Thymian, Rosmarin, etc. hinzugefügt werden.

Geben Sie das Fleisch in eine Plastikhülle und füllen Sie diese mit der Salzlake auf, bis die Lage das Fleisch vollkommen bedeckt. Verschließen und kühl zwischen 10 und 15 Tagen ziehen lassen.

Je größer das Fleisch ist, desto länger dauert der Vorgang.

Trockenpökeln

Beim Trockenpökeln reiben Sie das Fleisch mit Salz ein und beschweren es. Das Fleisch sollte nach einigen Tagen gewendet werden, bis sich eine Flüssigkeit bildet, die das Fleisch bedeckt.

Kalträuchern

Um eine Wurst „Kalträuchern" zu können, ist die Voraussetzung dazu, das Fleisch vorher entweder trocken oder nass zu pökeln. Erst dann kann zum Räuchern übergegangen werden. Im Gegensatz zum heißen Räuchern werden, die Temperaturen niedriger eingestellt und der Vorgang dauert mehrere Tage. So können Sie Fleisch und Wurst länger haltbar machen.

Falls Sie bei ihrem Räucherofen nicht die Möglichkeit haben, die erforderlichen niedrigen Temperaturen einzustellen, dann wählen Sie die Lufttrocknung. Um die Trocknung zu beschleunigen, können sie auch die Luftzirkulation erhöhen, indem Sie einen handelsüblichen Ventilator verwenden.

Wenn Sie eine wirkliche dunkle mahagonibraune Wurst wünschen, dann können Sie 1 bis 2 Esslöffel Paprika auf ½ kg Fleisch hinzuzufügen. Dies ersetzt nicht das Trocknen der Wurstverbindungen. Es wird nur die Farbe noch mehr verbessern.

Vorteile des Kalträucherns:

- Eine schonende Zubereitung garantiert den Erhalt der Nährstoffe.
- Das Räuchern entzieht der Wurst oder einem Fleischstück Wasser. Dadurch ist es länger haltbar.
- Durch das Kalträuchern entsteht ein besonders köstliches Aroma.
- Mit der gewählten Art des Holzes können Sie den Geschmack beeinflussen.

Garzeiten Beispiele:

Schinken: ca. 2 – 3 Wochen

Gänsebrust: ca. 6 – 8 Tage

Leberwurst: ca. 1 – 2 Stunden

Je dünner die Wurst, desto weniger Zeit benötigen Sie zum Räuchern. So brauchen dicke Stücke, wie ein Schinken teilweise mehrere Wochen, bis er durchgeräuchert ist.

Wenn Sie ein Stück Fleisch räuchern möchten, ist es auch wichtig, vor dem Kauf darauf zu achten, dass es nicht im eigenen Saft liegt.

Räuchern – kalt oder heiß?

Beim Räuchern einer Wurst wird in den Kasten eines Räucherofens eine Schicht Räuchermehl gegeben und angezündet. Je nach Hitzeanforderung wird die Temperatur eingestellt.

Die Wurst wird nun an die vorgesehenen Haken aufgehängt und nach Rezept (teilweise wird der Vorgang bis zu dreimal wiederholt) anschließend in den Kühlschrank gelegt, damit sich das Aroma ideal verbreitet.

Um kalt zu räuchern, muss eine Temperatur unter 30 Grad Celsius vorhanden sein, beim heißen Räuchern zwischen 60 und 80 Grad Celsius.

Heißes Räuchern gart die Wurst, kaltes Räuchern nicht.

Je länger Sie die Würste kalt räuchern, desto intensiver ist der Rauchgeschmack. Dies ist bei Heißräuchern nicht der Fall.

Der Geschmack wird durch den Geschmack von Rauch erhöht, wenn die Hülle nicht feucht ist. Deswegen ist es in beiden Fällen wichtig, dass Sie die Trockenheit der Wurst überprüfen, bevor Sie mit dem Räuchern beginnen.

Heißräuchern

Das Heißräuchern ist eine Methode, die den geringsten Zeitaufwand hat, im Vergleich zu anderen Rauchermethoden.

Nach dem Pökeln müssen Sie das Fleisch, bzw. die Wurst an einen Haken im Räucherofen aufhängen und dort trocknen lassen, indem die Temperatur auf ca. 10 – 12 Grad eingestellt wird. Das Ganze 2

Tage dort belassen, bzw. an der Luft getrocknet als Alternative. Erst danach können Sie mit dem Heißräuchern beginnen.

Genau wie beim Kalt-Räuchern wird der Ofen mit dem Räuchermehl beheizt. (Als Alternative können Sie auch mit Gas oder einen Elektro-Räucherofen verwenden).

Bei einer Temperatur von ca. 90 – 100 Grad Celsius werden die Würste oder auch Fleischstücke in den Räucherofen gehängt. Je nach Wurst Art wird nun für ca. 1 Stunde geräuchert und die Temperatur heruntergedreht und weitere 2 – 3 Stunden weiter so verfahren.

Je nach Rezept gibt es dafür unterschiedliche Räucherzeiten.

Die jeweilige Methode des Räucherns richtet sich nach Wurstsorte.

So werden normalerweise Rohwürste kaltgeräuchert, da sie nicht gekocht oder gebrüht werden. Dazu gehören z. B. Mettwurst oder geräucherte Bratwurst.

Auch Kochwürste können kaltgeräuchert werden, wie z. B. Leberwurst.

Brühwürste werden normalerweise heiß geräuchert, da sie einem Garprozess unterliegen müssen, wie z. B. Krakauer Würste.

Du findest die genauen Angaben zum Räuchern, ob kalt, warm oder heiß in den nachfolgenden Rezepten.

Wichtige Überlegungen bei der Wurstherstellung

Einige Dinge sollten Sie bei der Herstellung einer Wurst auf jeden Fall beachten, um die Sicherheit und Qualität des Produkts zu gewähren.

1. Temperatur

Fleischprodukte sind leicht verderblich und sollten immer gekühlt aufbewahrt werden (5 Grad und darunter). Die Temperatur zum Trocknen, Räuchern und Kochen sollte immer kontinuierlich und sorgfältig überwacht sein, damit ein gleichmäßiges Produkt gewährleistet ist.

Die Verarbeitungstemperaturen und -zeiten müssen ausreichen, um bedenkliche Krankheitserreger zu beseitigen. Ein kalibriertes Thermometer ist erforderlich, um sicherzustellen, dass rohes Fleisch und Fleischzutaten während der Arbeit 5 Grad Celsius nicht überschreiten. Als Verarbeiter sollten Sie ein Produkt sofort nach der Herstellung wieder in den Kühlschrank stellen, wenn Sie es nicht sofort kochen oder räuchern möchten. Das bedeutet, dass nach den Vorgängen, wie Räuchern oder das Kochen der Wurst mit der richtigen Temperatur, die Wurst zurück in die Kühlung gelegt werden soll.

Das Fleisch sollte immer extrem kalt sein, da es sich viel leichter durch den Fleischwolf drehen lässt. Dadurch ersparen Sie sich nicht nur Unbequemlichkeiten bei der Herstellung, sondern auch die Reinigung und somit die Hygiene der Arbeitsgeräte.

Eine gute Vorbereitung erleichtert die Arbeitsvorgänge, d. h. dass Sie auch Schalen und sogar Schneidemesser abkühlen sollten, bevor Sie anfangen, Wurst herzustellen.

2. Gewicht

Eine kalibrierte Waage ist das zweitwichtigste Element bei der Wurstherstellung. Das richtige Verhältnis von Rindfleisch zu Schweinefleisch oder von magerem Fleisch zu Fett ist für bestimmte Wurstsorten spezifisch.

3. Fettgehalt

Verschiedene Würste haben unterschiedliche Mengen an Fett. Vermeiden Sie es, die Formel zu mager zu machen, da die Wurst zu trocken und hart ist. Frische Schweinswurst enthält 30 bis 45 Prozent Fett. Geräucherte oder geröstete Wurst enthält 20 bis 30 Prozent Fett. Formulieren Sie den Fettgehalt genauso wie die anderen Zutaten in einer Wurst. (Für einen Anfänger stellt sich das im Laufe der Zeit heraus, wobei einfache Rezepte leicht zu praktizieren sind).

Haltbarkeit und Lagerung von Wurst

Zu den leicht verderblichen Nahrungsmitteln gehören unter anderem auch Fleisch und Wurst, deswegen ist es wichtig, dass diese richtig gelagert werden.

Lagerung im Kühlschrank

- Nachdem Sie Fleisch, fertige Wurst erworben oder selbst gemacht (Wurst) haben, sollten Sie diese in eine verschließbare Dose geben. Diese vermeiden Unterschiede der Temperatur, wenn z. B. die Tür des Kühlschranks geöffnet wird.
- Vermeiden Sie, mehrere Wurst- oder Fleischsorten in einem Behälter aufzubewahren, da der Geschmack dabei verändert wird.
- Am besten bewahren Sie die Behälter in dem unteren Teil auf, da dort die Temperaturen am besten geeignet sind.

Lagerzeit:

- Nicht länger als 3 Tage: Lyoner, Fleischwurst und Ähnliches
- Bis ca. 5 Tage: Wurstsorten, wie Salami oder Streichwurst
- Ca. 4 Tage: Rindfleisch
- Ca. 3 Tage: Schweinefleisch

- Fleischsorten, die bereits verarbeitet sind, sollten wenn möglich frisch verwendet werden.
- Geräucherte Würste, die Salz und Nitrit enthalten und gekocht wurden, können unter Kühlung zwei bis vier Wochen halten. Diese Arten umfassen geräucherte, polnische Würste oder Salami. Sommerwürste, die fermentiert wurden, um den sauren, würzigen Geschmack zu erzeugen, sind haltbarer und können mehrere Wochen im Kühlschrank aufbewahrt werden.

Natürlich sollten Sie trotzdem nach der Aufbewahrung prüfen, ob das Fleisch oder die Wurst eine klebrige Oberfläche, die Farbe sich verändert hat oder einen abstoßenden Geruch entwickelt hat. Dann sollten Sie diese zu Ihrer eigenen Sicherheit entsorgen.

Verlängerung der Haltbarkeit durch Einfrieren

Um die Haltbarkeit zu verlängern, können Sie Fleisch oder Wurst auch einfrieren, besonders wenn Sie große Mengen an Wurst herstellen möchten. Dazu benötigen Sie die richtigen Gefrierbeutel oder Behälter, die dafür eignen. Wurst können Sie ca. bis zu 4 Monaten einfrieren,

Fleisch zwischen 6 und 10 Monaten, je nach Sorte.

Schritt für Schritt zur Wurstherstellung:

Hier kommt eine Grundanleitung zur Wurstherstellung, die mit rohem Fleisch beginnt und in der hergestellten Wurst endet. Dieser Prozess ist im Wesentlichen immer die gleiche Art, egal welche Art von Wurst Sie herstellen möchten.

1. Zerkleinern

Schneiden Sie das Fleisch in leicht zu handhabende Stücke. Schneiden Sie all das, was Sie nicht essen möchten heraus, (Blutgerinnsel, Knochen-Fragmente, Drüsen) und zerkleinern Sie alles in ca. 2,5 cm Würfel oder in eine Größe, die für Ihren Fleischwolf angemessen ist.

Reinigen Sie immer Ihre Arbeitsutensilien, Brett, Messer etc., um eine Kreuzkontamination zu vermeiden.

2. Kühlen

Legen Sie das Fleisch auf ein Backblech, stellen es unbedeckt in den Gefrierschrank und lassen es ca. 30 Minuten ruhen, bis es gut abgekühlt aber nicht gefroren ist.

Die Aufrechterhaltung der Temperatur ist mit entscheidend für die Wurstherstellung. Wenn die Zutaten gut gekühlt sind, lassen sie sich besser und leichter kombinieren.

Gut gemahlenes Fleisch nimmt mehr Flüssigkeit und Fett auf, was für den Geschmack wesentlich ist.

3. Zerkleinern im Fleischwolf

Holen Sie das Fleisch aus dem Gefrierfach und geben es nach und nach in den Fleischwolf. Nehmen Sie dazu einen Einfüllstutzen, der normalerweise bei einem Fleischwolf geliefert wird, ansonsten können Sie auch einen Holzschieber verwenden.

Wenn das Fleisch matschig oder verschmiert aussieht, stoppen Sie den Vorgang, überprüfen Sie die Klinge, ob sich eventuell eine Sehne verwickelt hat oder ein anderer Widerstand vorhanden ist.

Verschmiertes Fleisch kann auch ein Anzeichen dafür sein, dass das Fleisch zu warm geworden ist. In diesem Fall sollten Sie es zurück in den Gefrierschrank legen, bis die richtige Temperatur zum Verarbeiten vorhanden ist, gut gekühlt, aber nicht gefroren.

Sobald alles Fleisch gemahlen ist, lassen Sie zwei Eiswürfel durch den Fleischwolf fallen oder benutzen Sie ein Brötchen, um das verbleibende Fleisch herauszudrücken.

4. Weitere Verarbeitung mit Zutaten

Um die Temperatur aufrecht zu erhalten, nehmen Sie eine große Schüssel, in die Sie Eiswürfel legen und eine kleinere Schüssel auf die Eiswürfel obendrauf.

Geben Sie das Fleisch in die obere Schüssel und vermischen Sie per Hand all die Zutaten, die Sie verwenden möchten.

Verkneten Sie die Zutaten ca. 5 Minuten wie bei einem Brotteig. Wenn Sie eine sehr große Menge an Wurst herstellen möchten, können Sie auch einen Mixer verwenden.

Die Wärme der Hände unterstützt die Freisetzung des Fettes aus dem Fleisch und den Emulgierungsprozess.

Wenn alles gut gemischt wurde, werden das Fleisch und das Fett gut miteinander kombiniert, bildet eine homogene Paste und klebt an der Schüssel fest.

5. Überprüfen der Festigkeit

Um dies zu überprüfen, verteile etwas davon auf der Handfläche und drehe sie um. Wenn das Fleisch haften bleibt, dann ist es ausreichend gemischt worden.

Nun können Sie auch andere Beilagen hinzufügen, wie Nüsse, getrocknete Früchte, je nach Geschmack.

Jetzt können Sie damit beginnen, die Masse in Wursthüllen zu füllen.

6. Wurst befüllen und Vorbereitung der Wursthülle

Je nachdem, welcher Darm benutzt wird, muss man sie zur Befüllung vorbereiten. Ein trockener, gesalzener Darm muss vorher ca.

8 – 12 Stunden in kaltes Wasser gelegt werden. Das Wasser sollte mehrmals gewechselt werden, so wird das Salz entfernt.

Eine fertige Wursthülle sollte 30 Minuten vorher in warmes Wasser gelegt werden, damit sie gut aufquellen. Dadurch lässt sie sich leichter verwenden. Bei ca. 35 – 37 Grad ist sie am elastischsten.

7. Wursthülle aufziehen

Lassen Sie vor dem Aufziehen des Darms von einem Ende zum anderen Ende Wasser laufen. Am besten nutzen Sie dazu einfach den Wasserhahn und lassen ca. 25 cm Wasser einlaufen und ziehen das Wasser bis zum Ende durch.

Jetzt können Sie die Hülle auf den Wurstfüller aufziehen. Verschließen Sie vorher das Ende des Darms, damit nichts herauslaufen kann. Beachten Sie aber dabei, dass die Hülle ausreichend für die Menge der Füllung ist. Sie können natürlich auch weitere Hüllen aufziehen.

Sie müssen an dem Wurstfüller die Größe des Durchmessers der Hülle anpassen, um eine gute Befüllung zu bekommen.

8. Bedienung des Füllers

Jetzt beginnt der spannende Teil der Wurstherstellung. Bei der Befüllung sollten Sie noch ein paar Dinge beachten:

- Sie brauchen genügend Platz für die Menge an Wurst.

- Heben Sie die Wurst bei dem Befüllen leicht an, damit keine Spannung entsteht.
- Es sollte keine Luft in der Wurst eingeschlossen werden.

Nachdem der ganze Darm befüllt wurde, ist die Wurst natürlich sehr lang. Diese können Sie jetzt abdrehen. Nehmen Sie die gewünschte Länge einer Wurst und drücken Sie diese an beiden Seiten das Brät etwas zur Seite. Anschließend wirbeln Sie den Teil durch die Luft, indem sich die Wurst dabei um sich selbst dreht. Wiederholen Sie den Vorgang solange, bis alle Würste verdreht sind.

Abschließend können Sie die Würste mit einer Schere zertrennen.

Am letzten Ende der Wurst können Sie einen Knoten machen.

Tipp: Wenn Sie schwere, große Würste machen, dann drehen Sie die Wurst, wie angeben und wickeln um jedes Ende der Wurst mit einem Küchengarn ab, damit sie sich nicht öffnen kann.

Danach gibt es weitere Methoden, die Wurst zu verarbeiten, die in den nachfolgenden Rezepten beschrieben werden.

9. Reifung von Wurst und Fleisch

Im Prinzip bezeichnet die Reifung von Wurst und Fleisch die Lagerung dessen. Trockenreifung ist älteste überlieferte Art der Reifung von Fleisch.

In der professionellen heutigen Wurstreifung wird dazu ein Reifeschrank benutzt, indem das Fleisch durch eine konstante Temperatur, von ca. 1 – 3 Grad dafür sorgt, dass das Fleisch Wasser verliert und austrocknet. Da eine hohe Luftfeuchtigkeit entsteht, ist eine Belüftung eingebaut. So kann das Fleisch einwandfrei reifen.

So trocknet langsam die äußere Schicht ab, teilweise entsteht sogar Schimmelbildung, die zugleich bei verschiedenen Sorten als Schutz dient.

Je nach Qualität und Größe des Fleischstücks ist der Reifungsvorgang von kürzerer oder längerer Dauer.

Die ersten 20 Tage sind entscheidend, wie zart das Fleisch wird und wie sich der Geschmack entwickelt. Zeiten, die darüber hinausgehen, haben eine Wirkung auf Geschmacks-Nuancen.

Rezepte

Alle Angaben der Zutaten beziehen sich auf ein 1 kg Fleisch, falls nichts anderes angegeben ist.

Bratwürste

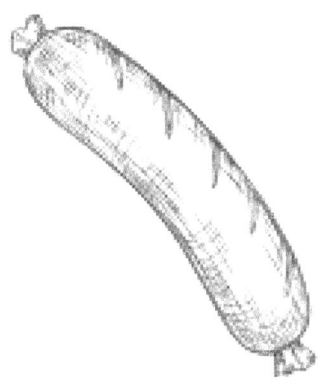

Coburger Bratwurst

Zutaten

		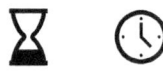		
		Vorher	Zeit	Stufe
weiße Pfefferkörner	8 EL	24 Std.	30 - 45 Min.	einfach
Schweineschulter	1,3 kg			
Rinderbauch	1,3 kg			
Schweinenackenfilet	1,3 kg			
geriebene Muskatnuss	1			
Meersalz	40 g			
Abgeriebene Schale von Zitronen	2			
Eier	2			
Schweineschmalz (bitte vorher ca. ¼ Stunde in kaltes Wasser einweichen).	1 kg			

Zubereitung

1. Wir bereiten das Fleisch schon einen Tag vor der Zubereitung zu und schneiden es in Stücke. Anschließend wird es im Kühlschrank bis zum nächsten Tag aufbewahrt.

2. Zerstoßen Sie den Pfeffer mit einem Mörser und rösten diesen in einer Panne an.

3. Geben Sie das Salz, Pfeffer, Muskat und die Zitronenschale in das Fleisch und vermischen Sie die Zutaten ca. 5 Minuten.

4. Danach kommt das gewürzte Fleisch in den Fleischwolf.

5. Um die Füllung besser zu binden, vermengen Sie nun die beiden Eier mit der Masse mit einer Küchenmaschine. Alternativ können Sie auch Ihre Hände dazu benutzen und alles miteinander gut durchkneten.

6. Wenn alles gut durchmengt ist, geben Sie die Wurstmasse in den Wurstfüller. Wählen Sie dabei einen großen Aufsatz.

7. Bedienen Sie nun die Wurstfüllmaschine und füllen Sie ca. 25 – 30 cm große Würste und lassen Sie etwas Platz für die nächste Wurst.

8. Achten Sie darauf, dass die Würste locker und Luft-frei befüllt werden, sonst könnten Sie beim Braten platzen.

9. Achten Sie immer etwas Abstand zwischen einer und der nächsten Wurst zu lassen.

10. Nun können Sie die Würste auseinanderschneiden und die Enden verdrehen.

Traditionell werden diese Würste auf Kiefernzapfen gegrillt.

Zusätzlich zur Holzkohle kommen zu dem Holzofengrill die Zapfen.

Vorher sollten die Würste kurz in kaltes Wasser gelegt werden.

Natürlich könne Sie die Coburger Bratwürste auch in Fett heraus braten oder auch ohne Kiefernzapfen grillen, dies ist lediglich das Originalrezept nach alten Traditionen.

Fränkische Bratwurst

Zutaten

		Vorher	Zeit	Stufe
Schweineschulter	400 g	2 Tage.	30 - 45 Min.	einfach
Schweinebauch	600 g			
Kochsalz	18 g			
Pfeffer	4 g			
Ingwer	1 g			
Muskat	2 g			
Majoran	3			
Schleißdarm	22/24			

Zubereitung

1. Auch hier schneiden Sie wie gewohnt das Fleisch in kleine Stücke am Vortag und lassen es im Kühlschrank abkühlen und ruhen. Achten Sie immer darauf, dass das Messer gut geschliffen ist und nicht an Schärfe verliert.

2. Am nächsten Tag benötigen wir alle Zutaten!

3. Wässern Sie den Schleißdarm vorher 2 Stunden im Wasser, um die nötige Weichheit herzustellen.

4. Wir vermengen das Fleisch mit der Hand mit den Gewürzen in einem geeigneten Gefäß.

5. Nun kommt das Fleisch in den Fleischwolf mit einer 4 mm Scheibe.

6. Die Masse geben Sie anschließend in eine Küchenmaschine und vermengen diese solange, bis eine gute Bindung entstanden ist. Alternativ können sie das auch mit der Hand vornehmen und die Masse solange kneten, bis eine homogene Masse entstanden ist.

7. Anschließend wird die Masse in die Füllmaschine gegeben und der Schleißdarm wird locker aber ohne Luft gefüllt. Ein bisschen Geschick dabei entsteht bei „Learning by doing".

8. Lassen Sie zwischen den Würsten etwas Abstand und Sie müssen die Würste nicht abdrehen, sondern nur auseinanderschneiden. Benutzen Sie dafür eine Schere oder ein Messer.

9. Danach können Sie die Wurst mit Butter in die Pfanne geben und braten. Noch besser schmecken sie natürlich, wie meistens, gegrillt.

Würzige Bauernbratwurst

Zutaten

		Vorher	Zeit	Stufe
mageres Schweinefleisch	2,5 kg	-	1 Std.	einfach
Kalbsbrät	250 g			
Halsspeck	500 g			
Kochsalz	55 g			
Muskat	2 g			
Pfeffer, weiß, gemahlen	3 g			
Majoran	2 g			
Nelkenpulver	1 g			
Zwiebel gehackt	1			

Zubereitung

1. Geben Sie das gehackte Fleisch und den gehackten Speck in den Fleischwolf (4-5 mm Öffnung) und lassen dies langsam durch.

2. Mischen Sie das Kalbsbrät und sämtliche andere Gewürze dazu und kneten Sie die Masse, bis es gut gebunden ist und an den Händen klebt.

3. Natürlich können Sie je nach Geschmack andere Gewürze hinzugeben oder austauschen, wie z. B. mit Kräutern oder auch durch die Zugabe von Käse.

4. Füllen Sie nun die Wurstmasse in Dünndärme vom Schwein.

5. Stellen Sie dabei die Füllmaschine auf die gewünschte Größe ein (in diesem Beispiel 28 mm). Die Därme können Sie beim Metzger kaufen.

6. Die Würste nach dem Drehprinzip abdrehen. Um sich selbst schleudern und falls gewünscht mit einer dünnen Paketschnur abbinden.

7. Sie können die Würste grillen oder in Wasser garen. Der Garprozess sollte ca. 15 – 20 Minuten dauern und 80 Grad Celsius nicht überschreiten.

8. Sie sollten die Bratwürste bald verzehren, falls dies nicht gewünscht wird, können Sie diese natürlich auch einfrieren.

Guten Appetit

Schlesische Bratwurst

Zutaten

		Vorher	Zeit	Stufe
Kalbfleisch von der Schulter	650 g	2 Std.	1 Std.	einfach
Schweinefleisch (Rücken)	300 g			
Schweinerücken-speck	150 g			
Salz	19 g			
Pfeffer, weiß, gemahlen	2 g			
Muskat, gemahlen	2 g			
Abrieb von einer kleinen Zitrone	1			
Milch	250 ml			
Fleischbrühe	60 ml			
Saitling	30/32			

Zubereitung

1. Weichen Sie den Saitling für 2 Stunden in einer Schüssel mit lauwarmem Wasser ein und spülen Sie ihn mehrfach aus.

2. Knorpel und Sehnen werden von den Fleischstücken entfernt, danach in kleine Stücke zerschnitten und eine ¾ Stunde ins Gefrierfach gelegt.

3. Nach der Gefrierzeit geben wir die Fleischstücke zweimal durch den Fleischwolf mit einer kleinen Lochscheibe von 2 mm.

4. Geben Sie nun alle Gewürze in das Brät und vermischen es mit der Küchenmaschine oder mit den Händen. Fleischbrühe und Milch werden nach und nach dazugegeben, bis eine klebrige Masse entsteht.

5. Ziehen Sie nun den Darm auf den Füller auf und füllen das Brät langsam ein. Drehen Sie einmal links und einmal rechts auf die gewünschte Größe ab.

6. Erhitzen Sie nun einen Topf mit Wasser auf ca. 50 Grad, geben die Bratwürste hinein, erhöhen die Temperatur bis auf 80 Grad und lassen sie für 45 Minuten brühen.

7. Schrecken Sie die Würste nach der Brühzeit mit kaltem Wasser ab, trocknen sie und lassen sie abkühlen.

Grobe Bratwurst

Zutaten

Schweinefleisch (Schulter ohne Schwarte)	500 g
Schweinebauch	500 g
Salz	20 g
Knoblauchzehe	1
schwarzer Pfeffer	2 g
Majoran	2 g
Muskat	2 g
Schweinedarm (ca. 26 – 28 mm)	2,5 m

Vorher	Zeit	Stufe
2 Std.	30 - 40 Min.	einfach

Zubereitung

1. Geben Sie den Darm in lauwarmes Wasser und weichen ihn ca. 1,5 – 2 Stunden ein. Nehmen Sie den Darm alle 20 Minuten aus dem Wasser und spülen Sie ihn gut durch.

2. Entfernen Sie alle Teile aus dem Fleisch, die Sie nicht in der Wurst haben möchten, wie Knorpel oder große Sehnen und kühlen es für ½ Stunde im Gefrierfach, sodass es gut durch gekühlt ist.

3. Geben Sie das Salz auf das Fleisch, schneiden alles in kleine Stücke und lassen es durch den Fleischwolf.

4. Vermischen Sie nun die Zutaten und kneten alles mit den Händen gut durch, bis eine klebrige Fleischmasse entsteht.

5. Ziehen Sie nun den Darm auf den Wurstfüller und lassen nach und nach die Wurstmasse durch.

6. Binden Sie die Würste mit einem Garn ab, bei ca. 15 – 18 cm Größe.

7. Lassen Sie die Bratwürste vor der Zubereitung ca. 2 Stunden ruhen.

Sie können die Würste ca. 4 Tage im Kühlschrank aufbewahren oder auch einfrieren.

Pizzabratwurst

Zutaten

		Vorher	Zeit	Stufe
Schweineschulter mit Fettdeckel	500 g	-	1,5 - 2 Std.	einfach
Rindfleisch Fettanteil ca. 20%	500 g			
Salz	22,5 g			
Pfeffer	3 g			
Knoblauchgranulat	2,5 g			
Pizzakräuter (ohne Salz)	5 g			

Pizzazutaten:

Mozzarella	100 g
Emmentaler	200 g
Kochschinken	100 g
Salami	100 g
Tomaten passiert	75g
frische Paprika, rot	200g
Schweinedarm	28/30

Zubereitung

1. Erst wird das Fleisch in kleine Stücke geschnitten, Gewürze sowie das Salz hinzugegeben.

2. Nun kommt das Fleisch in den Fleischwolf bei einer 3 mm Scheibe.

3. Kneten Sie anschließend das durchgedrehte Fleisch gut durch, bis eine dicke, bindende Masse entsteht.

4. Nun verwenden wir die Pizza-Zutaten, die ins Brät gegeben werden und gut durchgeknetet werden, damit alles gut verteilt wird.

5. Achten Sie darauf, dass keine Blasen entstehen, wenn Sie die Masse durch den Füller in den Darm drücken.

6. Drehen Sie die Würste in Ihrer gewünschten Länge ab.

7. Die Wurst ist fertig und kann sofort gegrillt oder gebraten werden. Eine Alternative ist das Einfrieren der Würste.

Guten Appetit

Asiatische Bratwürste

Zutaten

Tipp: Zutaten finden Sie im Asia Shop

		Vorher	Zeit	Stufe
Schweinenacken	1 kg	-	1,5 Std.	einfach
Koriander	1 TL			
Limettenblätter, fein gehackt	2			
Schalotten	4			
feingehackte Frühlingszwiebeln	3			
gehackte Knoblauchzehe	1			
gehackter Dill	1 EL			
Sojasoße	1 ½ EL			
Austernsauce	2 EL			
brauner Zucker	1 ½ EL			
Salz	15 g			
Ei	1			
Maisstärke	3 g			
Schweinedarm	28/30			

Zubereitung

1. Zuerst wird das Fleisch in kleine Stücke geschnitten und für eine ¾ Stunde in das Gefrierfach gestellt.

2. Vermengen Sie danach das Fleisch mit den Gewürzen außer dem Ei und der Maisstärke und lassen es durch den Fleischwolf mit einer 5 mm Scheibe.

3. Kneten Sie anschließend das Ei und die Maisstärke unter und vermengen alles miteinander bis ein klebriges Brät entsteht.

4. Befüllen Sie nun den gewässerten Darm und drehen abwechselnd einmal links und einmal rechts ab.

5. Die asiatischen Bratwürste können nun sofort gebraten oder gegrillt werden.

Guten Appetit

Hessische Bratwurst

Zutaten

magerer Schweinebauch	1 kg	Vorher	Zeit	Stufe
Salzwasser	3 TL	-	45 Min.	einfach
Pfeffer	1 TL			
Muskatnuss	1/2 TL			
Ingwer	¼ TL			
Kardamom	¼ TL			
geriebene Zitronenschale	1/2 TL			

Zubereitung

1. Zuerst schneiden Sie das Fleisch in kleine Stücke und geben es in das Gefrierfach. (ca. 45 Minuten)

2. Anschließend geben sie das zerkleinerte Fleisch mit einer 5 mm Öffnung durch den Fleischwolf in eine Schüssel.

3. Geben Sie alle Gewürze in die Schüssel und vermischen diese gut mit dem Fleisch und füllen Sie die Masse in 28 mm große Schweinedärme und binden Sie diese nach ca. 20 cm ab.

4. Anschließend kühlen Sie die Würste im Kühlschrank.

Die original Nürnberger Rostbratwürste sind im Innungsbuch der Fleischerinnung geschützt und werden nach der Klasse von Qualität geografisch geschützt. So dürfen für die Herstellung der originalen Würste nur bestimmte Zutaten verwendet werden mit bestimmten Merkmalen:

- Schweinefleisch entfettet
- Körnung – mittelgrob
- kein Anteil von Brät
- Schafseitling
- Gewicht ca. 20 Gramm
- Majoran als Würzung
- Fettgehalt max. 35 Prozent

Nürnberger Rostbratwürste

Zutaten für 2 kg Bratwürste

		Vorher	Zeit	Stufe
Schweinehals	1,2 kg	3 Std.	30 - 45 Min.	mittel
Schweinebauch	800 g			
Salz	40 g			
weißer Pfeffer	2 g			
Majoran	8 g			
Piment	1 g			
Zitronensaft zum Verfeinern, je nach Geschmack	½ TL			
Schafseitling	20 – 22 mm			

Zubereitung

1. Gekühltes gehacktes Fleisch in den Fleischwolf geben. Verwenden Sie die kleinste Lochscheibe, um eine mittel grobe Masse zu erhalten. Geben Sie nun alle Gewürze in die Masse und vermischen diese so lange mit dem Fleisch, bis eine gleichmäßige Bratwurstmasse entsteht.

2. Stellen Sie die Mischung für 1 Stunde in das Gefrierfach.

3. Nun kommt die Masse in den Füller und den vorher für 2 Stunden eingeweichten Schafsdarm aufgesetzt. Gehen Sie dabei langsam, aber mit Druck vor. Achten Sie darauf, dass die Würstchen nicht zu dick werden.

4. Beim Abdrehen können Sie entscheiden, wie dick Ihre Bratwürstchen werden sollen und darauf, dass Sie immer entgegengesetzt drehen. Klassische Nürnberger Bratwürstchen haben eine Größe von 8 – 10 cm.

5. Wenn Sie Luftbläschen entdecken, stechen Sie diese auf. Das verhindert ein späteres Platzen auf dem Grill.

6. Nun brauchen Sie nur noch die Würstchen auseinanderschneiden und schon können diese weiter verwendet werden, also direkt auf den Grill gelegt oder in der Pfanne heraus gebacken werden.

7. Sie können die Würstchen auch einfrieren oder bei ca. 80 Grad für ca. 25 Minuten gebrüht werden.

8. Roh können Sie die Bratwürste ca. 3 Tage im Kühlschrank aufbewahren.

Bei der Herstellung von Bratwürsten können Sie natürlich je nach Geschmacksvorlieben experimentieren, indem Sie z. B. Nüsse oder Trockenfrüchte hinzugeben. Dem sind keine Grenzen gesetzt.

Rohwürste

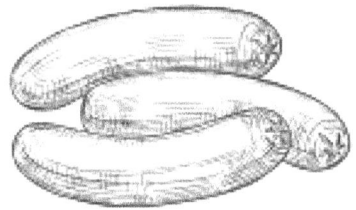

Notizen:

Bayrische Weißwurst

Zutaten

		Vorher	Zeit	Stufe
Kalbfleisch	600 g	1 Std.	30 Min.	einfach
Schweinebacken oder Schweinebauch	400 g			
Salz	3 TL			
weißer Pfeffer	½ TL			
gehackte Petersilie	1 EL			
gehackter Schnittlauch	1 EL			
geriebene Zitronenschale	½ TL			
Milchprodukte	1 EL			
brauner Zucker	1 TL			
Naturdarm	26/28			

Zubereitung

1. Kühlen Sie das Fleisch und schneiden es in kleine Stücke. Anschließend geben Sie das Fleisch in den Fleischwolf mit einer 3 mm Öffnung.

2. Zerkleinern Sie das Bauchfleisch und geben es ebenfalls durch den Fleischwolf mit 3 mm.

3. Vermischen Sie das Kalbfleisch, das Bauchfleisch mit allen Gewürzen und füllen sie die Masse in den Naturdarm 26/28. Die Würste sollten eine Größe von ca. 20 cm haben.

4. Anschließend im Kühlschrank kühlen.

5. Weißwürste werden traditionell in heißem Wasser gekühlt und bei ca. 80 Grad vor dem Verzehr für ca. 15 Minuten gebrüht.

Polnische Rohwurst

Zutaten

		Nachher	Zeit	Stufe
mageres Rindfleisch	500 g	5 – 6 Tage	30 Min.	mittel
Schweinebauch, fett	500 g			
Pökelsalz	22 g			
Knoblauchzehe	1			
Pfeffer schwarz	½ TL			
Pfeffer schwarz, grob gemahlen	½ TL			
Koriander	½ TL			
Traubenzucker	½ TL			
Naturdarm	28 mm			

Zubereitung

1. Schneiden Sie den Knoblauch in kleine Stücke.

2. Zerteilen Sie das Rindfleisch und das Schweinefleisch in Streifen und geben es zusammen mit dem Knoblauch in den Fleischwolf mit 4 mm Öffnung. Rösten Sie den Koriander kurz in einer Pfanne an und geben diesen zusammen mit den restlichen Gewürzen in das Fleisch.

3. Kneten Sie das Fleisch gut durch.

4. Anschließend kommt das Brät in den Füller und die Würste werden in den Naturdarm 28 mm befüllt und paarweise abgebunden.

5. Hängen Sie anschließend die Würste an eine Stange oder Haken auf und lassen diese 4 Tage lang reifen.

6. Anschließend in einem Räucherofen 2-mal für 6 – 7 Stunden kalt räuchern mit einer Pause von 4 Stunden.

Mettwurst

Zutaten

		Vorher	Zeit	Stufe
Schweinebauch	1,5 kg	1 Std.	2,5 Std.	mittel
gerebelten Majoran	1 ½ TL			
Salz	40 g			
Selleriesalz	1 TL			
Cayenne-Pfeffer	¼ TL			
gemahlene Röstzwiebeln	75 g			
Röstzwiebeln	25 g			
Paprika	¼ TL			
weißer Pfeffer	2 TL			
brauner Zucker	1 TL			
Verschließbare Gläser				

Zubereitung

Wichtig ist bei der Herstellung von Wurst, dass die Füllmenge beachtet wird und Sie sich ausreichend Gläser dafür zu besorgen. Vor dem Schließen der Gläser sollte immer noch Luft von ca. 2- 3 cm sein.

1. Geben Sie 275 ml Wasser mit dem Salz in eine Schüssel, um eine Lake herzustellen.

2. Schneiden Sie den Schweinebauch in kleine Würfel und geben Sie es zur Lake, sodass diese das Schwein bedeckt. Stellen Sie das Fleisch in den Kühlschrank und lassen es einen Tag lang ziehen.

3. Nach der Ruhezeit von 24 Stunden nehmen Sie das Fleisch heraus und spülen es gut ab.

4. Nun wird das Fleisch in einem Topf mit 2 Liter Wasser gegeben und lassen es für ca. 1,5 Stunden kochen, bis das Fleisch weich ist. Stellen Sie ca. 150 ml von dem Sud zur Seite, um diesen später zur Wurstmasse zu geben, um sie gut zu durchfeuchten.

5. Vermischen Sie das Fleisch mit den Gewürzen und lassen es durch den Fleischwolf mit einer kleinen Größe.

6. Gießen Sie den Sud dazu und vermischen alles nochmals gut miteinander.

7. Jetzt wird alles in die Gläser gefüllt und in einem Topf mit Wasser für ca. 2 Stunden eingekocht. Damit die Gläser unter Wasser bleiben, beschweren Sie diese.

8. Lassen Sie die Gläser nach der Kochzeit zugedeckt in einem Tuch abkühlen und geben Sie danach zur Kühlung in den Kühlschrank.

Guten Appetit

Feine Mettwurst

Zutaten

		Vorher	Zeit	Stufe
		-	1 Std.	einfach

Schweinelachs (Rücken)	800 g
Schweinerückenspeck	200 g
Speisesalz	12 g
Pökelsalz	12 g
Zehe Knoblauch	½
weißer Pfeffer	2 g
Zucker	2 g
Zwiebeln weiß oder rot	75 g
Paprika, edelsüß	35 g
Kunstdarm	45

Zubereitung

1. Schneiden Sie das Fleisch in kleine Stücke und legen es für 45 Minuten in das Gefrierfach.

2. Geben Sie das Fleisch nun mit einer 3 mm Scheibe durch den Fleischwolf und vermischen es anschließend gut mit den Gewürzen und kneten dies mindestens für 5 Minuten.

3. Füllen Sie das Brät anschließend in den Kunstdarm Größe 45 und verschließen diesen mit einer Küchenschnur.

4. Hängen Sie nun die Mettwurst ca. 2-4-mal zum Umröten und Trocknen auf.

5. Je nach Geschmack können Sie die Wurst auch kalt räuchern. Dabei reichen 2 mal 8 Stunden mit einer Pause von 8 Stunden aus, aber wie erwähnt das ist Geschmackssache.

Luftgetrocknete Salami

Zutaten

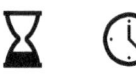

		Nachher	Zeit	Stufe
magere Schweine-schulter	300 g	7-8 Tage	1-1,5 Std.	mittel
mageres Rindfleisch	400 g			
Schweinespeck	300 g			
Pökelsalz	25 g			
Traubenzucker	4 g			
Muskatnuss	1 g			
Knoblauchpulver	2 g			
Rum	10 g			
schwarzer Pfeffer	3 g			
Pfeffer geschrottet	1 g			
Traubenzucker	½ TL			

Für die Lake:

Wasser	1 L
Salzwasser	30 g
Sorbinsäure	2 ½ g
Zum Befüllen Kranzdärme	

Zubereitung

1. Als erstes werden alle Fleischstücke in kleine Würfel geschnitten. Gießen Sie den Rum über das Fleisch, achten Sie darauf, dass er gut verteilt wird.

2. Fügen Sie alle anderen Zutaten dazu und vermengen Sie alles zusammen.

3. Jetzt kommt das Fleisch in den Fleischwolf mit einer 12 mm Scheibe und anschließend ein weiteres Mal mit einer 8 mm Scheibe.

4. Nun wird die Masse gut verknetet und anschließend in die Kranzdärme gefüllt.

5. In das kochende Wasser wird nun Salz und die Sorbinsäure geschüttet. Lassen Sie die Lake erkalten und füllen diese in eine Sprühflasche.

6. Mit der Lake werden die Würste vor dem Aufhängen und nach 8 Tagen noch einmal besprüht.

7. Hängen Sie die Würste auf und trocknen sie bei einer Temperatur von ca. 20 Grad. Bestenfalls eignet sich dafür eine Reifebox oder ein Reifeschrank. Dort entsteht eine Luftfeuchtigkeit von ca. 95 Prozent. Öffnen Sie den Deckel nach 4 Tagen und sprühen Sie die Würste nach 8 Tagen noch einmal ein.

8. Hängen Sie die Wurst zum Trocknen auf und lassen diese 7 – 8 Wochen verweilen.

9. Wenn sie die richtige Festigkeit haben, können Sie die Würste in ein Vakuum einschweißen.

Bierwurst

Zutaten

		Vorher	Zeit	Stufe
mageres Rindfleisch	350 g	30 Min.	1 Std.	mittel
Schweinefleisch	350 g			
Fett vom Schweinerücken	350 g			
Salz	3 TL			
Pfefferkörner	2 TL			
Muskatnuss	¼ TL			
Kümmel	¼ TL			
ganze Senfkörner	1 TL			
zerdrückte Knoblauchzehe	1			
brauner Zucker	1 TL			
Rindfleischdarm oder 50/52 synthetische Faserhüllen				

Zubereitung

1. Zerteilen Sie das Schweinefleisch in kleine Stücke und geben sie dieses in den Fleischwolf mit einer 5 mm Öffnung.

2. Nehmen Sie den Rückenspeck, schneiden diesen ebenfalls in kleinere Stücke und geben Sie diesen auch in den Fleischwolf mit einer 3 mm Öffnung.

3. Schließlich geben Sie noch das in kleine Stücke geschnittene Rindfleisch bei der gleichen Größe von 3 mm ebenfalls durch den Fleischwolf, geben etwas Wasser dazu und rühren so lange, bis eine emulgierte Masse entstanden ist.

4. Mischen Sie nun das Schweinefleisch mit der emulgierten Masse und den Gewürzen.

5. Geben Sie das Fett zum Schluss dazu und vermischen alles gründlich miteinander.

6. Füllen Sie alles den Rindfleischdarm oder 50/60 mm synthetische Faserhüllen.

7. Geben Sie die Wurst nun in den Räucherofen bei 80 Grad und lassen sie eine Stunde räuchern.

8. Legen Sie die Würste anschließend für 15 Minuten in kaltes Wasser und hängen sie danach kurz auf, damit die Feuchtigkeit verdampfen kann.

Wenn die Wurst abgekühlt ist, kann sie sofort gegessen oder eingefroren werden.

Ungarische Salami

Trockenzeit: 4 – 8 Wochen je nach Festigkeit

Zutaten

Schweinefleisch vom Schinken, mager	750 g
Rückenspeck	250 g
Nitritpökelsalz	26 g
Pfeffer, weiß	3 g
Paprika, süß	3 g
Senfmehl, gemahlen	2 g
Koriander, gemahlen	1 g
Kümmel, gemahlen	1 g
Traubenzucker	1 TL
Starterkulturen (im Fachgeschäft erhältlich)	¼ TL
Knoblauchpulver	1 g
Wursthüllen	60 mm

Vorher	Zeit	Stufe
1 Std.	30 Min.	mittel

Zubereitung

1. Schneiden Sie das Fleisch in kleine Stücke und legen es vor der Verarbeitung in das Gefrierfach für ca. 45 Minuten.

2. Nach der Anfrierzeit vermischen Sie die Fleischstücke gut mit den Gewürzen und lassen es mit einer 5 mm Scheibe durch den Fleischwolf.

3. Vermengen Sie die Mischung nochmals gut in einer Schüssel, entweder mit der Hand oder mit einer Küchenmaschine. Es sollte eine gut bindende Masse entstehen und ca. 10 Minuten einwirken.

4. Nun kommt das Brät in die Wursthüllen mit 60 mm. Drücken Sie gut an und vermeiden Sie Lufteinschlüsse. Binden Sie die Wurst auf beiden Seiten mit einer Küchenschnur ab.

5. Nun startet der Reifeprozess durch das Aufhängen von 5 Tagen bei Raumtemperatur. Die Luftfeuchtigkeit sollte 80 – 90 % betragen. Dafür eignet sich ein Reifeschrank.

6. Nach den 5 Tagen verringern Sie die Temperatur auf 12 Grad, sowie die Luftfeuchte auf 70 % und lassen die Wurst noch weitere 10 Tage ausreifen.

7. Wenn es nicht möglich ist, eine Luftfeuchtigkeit einzuhalten, dann müssen Sie die Salami mit abgekochtem Wasser einsprühen.

8. Wenn sich eine Schicht um die Salami bildet, waschen Sie diese ab und hängen Sie sie wieder auf.

9. Lassen Sie die Salami so lange hängen, bis die gewünschte Festigkeit erreicht ist.

Kielbasa

Zutaten

		⏳	🕐	⚙
Schweinefleisch	850 g	Vorher	Zeit	Stufe
Schweinefett	250 g	2 Std.	5 Std.	mittel
Nitritpökelsalz	28 g			
1Pfeffer, schwarz, gemahlen	1 EL			
Majoran	1 EL			
brauner Zucker	1 EL			
gehackte Knoblauchzehen	5			
Eiswasser	150 ml			
Naturdarm	28/30			

Zubereitung

1. Geben Sie das in kleine Würfel geschnittene Fleisch in einer geeigneten Form in den Kühlschrank und lassen es 1 Stunde anfrieren.

2. Bereiten Sie in der Zwischenzeit den Naturdarm vor und legen ihn in lauwarmes Wasser, um ihn einzuwässern.

3. Holen Sie das Fleisch aus der Kühlung und geben alle Gewürze und lassen das Fleisch für 15 Minuten im Kühlschrank ruhen.

4. Nun kommt das Fleisch in den Fleischwolf mit einer 3 mm Scheibe.

5. Verwenden Sie eine Küchenmaschine und schütten das Eiswasser langsam dazu. Lassen Sie alles gut durchmischen, bis eine klebrige Masse entsteht.

6. Nun kommt das Brät in den Füller. Ziehen Sie dazu den Naturdarm auf, dessen Ende Sie vorher abgebunden haben. Füllen Sie auf ca. 20 cm auf und drehen die Wurst ab. Sie können den Darm auch abschneiden und jedes Mal auf beiden Seiten mit einer Küchenschnur die Enden abbinden.

7. Achten Sie darauf, dass sich keine Luft in der Wurst befindet, und stechen Sie die Einschlüsse mit einer Nadel ein.

8. Hängen Sie die Würste für 12 Stunden an einem kühlen Ort auf.

9. Nach der Ruhezeit kommen sie für mindestens 4 Stunden – zu 8 Stunden in den Räucherofen bei einer Temperatur von ca. 70 Grad Celsius.

10. Danach sollten Sie die Kielbasa für mindestens 2-3 Tage zum Trocknen aufhängen.

Cervelat Wurst

Nachbereitungszeit: 2 – 3 Tage

Zutaten

		Vorher	Zeit	Stufe
Rindfleisch	300 g	1 Std.	30 Min.	mittel
Schweinenacken	400 g			
rohen Speck	300 g			
Pökelsalz	22 g			
Rum	2 cl			
schwarz, gemahlener Pfeffer	3 g			
weiß, gemahlener Pfeffer	3 g			
Etwas Zucker				

Zubereitung

1. Schneiden Sie das Fleisch in kleine Stücke und geben es für ca. eine ¾ Stunde zum Abkühlen in das Gefrierfach.

2. Anschließend wird das Fleisch in den Fleischwolf mit einer 2 mm Scheibe gegeben.

3. Danach wird Rum und die Gewürze dazu geschüttet und die Masse gut durchgeknetet.

4. Füllen Sie das Brät in den Naturdarm (lassen Sie diesen vorher einweichen). Achten Sie darauf, dass diese gut und stramm gefüllt werden.

5. Lassen Sie die Wurst für 2 – 3 Tage im Kühlschrank reifen.

6. Falls Sie einen Räucherofen zur Verfügung haben, geben Sie die Würste in den Kaltrauch.

7. Nach ca. 3 – 4 Tagen haben die Würste ihren ausgezeichneten Geschmack entwickelt.

Pfefferbeißer

Zutaten

		Nachher	Zeit	Stufe
		12 Tage	1 Std.	einfach

Schweinefleisch von der Schulter oder Bauch	1 kg
Nitritpökelsalz	25 g
Knoblauch	7 g
Paprika, süß	3 g
Pfeffer, schwarz, geschrotet	5 g
Pfeffer, grün, geschrotet	2 g
Ingwer	1 g
Traubenzucker	1 g
Starterkulturen (alternativ ½ TL Bio-Joghurt)	1 g
Schafseitling	20/22

Zubereitung

1. Schneiden Sie das Fleisch in kleine Stücke und legen es für ca. 45 Minuten ins Gefrierfach.

2. Anschließend geben Sie das Fleisch zweimal durch den Fleischwolf mit einer 3 mm Scheibe.

3. Vermischen Sie die Gewürze gut miteinander, geben diese zu dem Fleisch und verkneten alles gut miteinander, bis eine Bindung entsteht.

4. Geben Sie nun das Brät in den Füller, streifen den Saitling auf und füllen die Würste auf die gewünschte Länge ein. Drehen Sie die Würste einmal links und einmal rechts herum ab.

5. Falls Luft eingeschlossen ist, stechen Sie mit einer Nadel an den vorhandenen Stellen ein, damit diese entweichen kann.

6. Nun werden die Würste für 3 Tage zum Trocknen bei Raumtemperatur an einem kühlen Ort aufgehängt.

7. Nach der Trocknungszeit kommen die Pfefferbeißer in den Kaltrauch für mindestens 2-mal 8 Stunden und einer Pause von einem Tag.

8. Hängen Sie die Würste für ca. 7 – 8 Tage auf. Dadurch entsteht der Prozess der Reifung. Die Temperatur sollte ca. 12 – 15 Grad Celsius betragen.

Landjäger

Zutaten

Schweinerückenspeck	250 g
Nacken-Schweinefleisch	500 g
Rindfleisch aus der Rippe	250 g
Pfeffer, schwarz	2 g
Senfmehl	2 g
Koriander	1,5 g
gemahlener Kümmel	1 g
Traubenzucker	1 g
Nitrit Pökelsalz	20 g
Schweinedarm	2,5 m

Vorher	Zeit	Stufe
2 Std.	1 Std.	mittel

Zubereitung

1. Legen Sie den Darm für 2 Stunden in Wasser und spülen Sie diesen gut durch.

2. Schneiden Sie den Speck, das Schweinefleisch und das Rindfleisch in kleine Stücke und geben diese für ca. 60 Minuten in den Gefrierschrank.

3. Nach der Abkühlzeit vermischen Sie das Fleisch und den Speck mit den Gewürzen und geben es in den Fleischwolf mit einer Lochscheibe von 3 mm.

4. Danach kneten Sie die Gewürze gut ein, bis eine homogene, bindende Masse entstanden ist.

5. Nun können Sie die Würste abfüllen. Schieben Sie den Darm auf den Wurstfüller und pressen Sie die Masse langsam durch. Füllen Sie die Masse nicht zu fest ein, lassen Sie immer Platz von 2 bis 3 cm zwischen den einzelnen Würsten.

6. Danach legen Sie die Wurstkette im Zickzack auf ein Holzbrett und ein zweites drüber. Um die Würste etwas zusammenzupressen, nehmen Sie Schraubzwecke, die den Druck kontinuierlich aufrechterhält. Sie sollen nicht gequetscht werden und 4 Tage im Kühlschrank gekühlt werden.

7. Nach der Ruhezeit hängen Sie die Würste für einen Tag bei Raumtemperatur zum Trocknen auf.

8. Räuchern Sie anschließend noch 2 Tage für 8 Stunden im Räucherofen nach und weitere 7 Tage an einem trockenen Platz nachreifen.

Teewurst

Zutaten

Schweinfleisch aus der Schulter	350 g	Nachher	Zeit	Stufe
Schweinebau ohne Schwarte	350 g	3 - 4 Tage	1,5 Std.	einfach
Rindfleisch, mager ohne Sehnen	150 g			
Schweinerücken-Speck	150 g			
Pökelsalz	15 g			
Zucker, braun	2 g			
weißer Pfeffer	1 g			
Piment, gemahlen	¼ TL			
Kardamom, gemahlen	¼ TL			
Paprika, süß	1 TL			
Rinderkranzdarm	40/50			

Zubereitung

1. Schneiden Sie alle Fleischstücke in kleine Stücke und vermischen alles gut mit den Gewürzen.

2. Anschließend kühlen Sie das Fleisch für 45 Minuten im Gefrierfach.

3. Nach der Kühlzeit kommt das Fleisch in den Fleischwolf und wird mit einer 2 mm Scheibe durchgelassen.

4. Verkneten Sie anschließend die Masse gut miteinander, entweder mit der Hand oder mit einer Küchenmaschine.

5. Füllen Sie nun das Brät mit dem Wurstfüller in den Darm und binden die Würste mit einer Schnur ab.

6. Anschließend wird an einem kühlen, dunklen Ort umgerötet. Die Temperatur sollte dabei 25 Grad nicht überschreiten.

7. Danach kommen die Würste in den Räucherofen. Dabei können Sie 2 Durchgänge mit einem Tag Pause für ca. 6-8 Stunden machen. Je stärker Sie einen Räuchergeschmack bevorzugen, desto öfter können Sie den Rauchvorgang wiederholen.

8. Lassen Sie die Wurst nach dem Räuchern, noch einen Tag im Kühlschrank liegen, bevor Sie sie genießen.

Guten Appetit.

Chorizo

Zutaten

Schweineschulter, mager	700 g	Nachher	Zeit	Stufe
Rückenspeck	300 g	4 Wochen	45 Min.	mittel
Nitritpökelsalz	25 g			
Paprikapulver	2 EL			
Knoblauchgranulat	1 TL			
Pfeffer, weiß, gemahlen	1 TL			
Fenchelsamen	1 EL			
Rotwein	3 EL			
Weinessig	2 EL			
Muskatnuss	½ TL			
brauner Zucker	¼ TL			
Naturdarm	28/30			

Zubereitung

1. Kühlen Sie das in Streifen geschnittene Fleisch für mindestens 30 Minuten im Gefrierfach.

2. Vermengen Sie anschließend die Gewürze mit dem Fleisch und lassen es mit einer 5 mm Scheibe durch den Fleischwolf.

3. Kneten Sie anschließend das Brät gut durch, bis eine gute Bindung entstanden ist und klebrig wird.

4. Werfen Sie den Fleisch-Ballen mit Wucht auf ein Holzbrett. Dadurch entschwindet überflüssige Luft.

5. Nun kommt das Brät in den Wurstfüller, ziehen Sie den Darm auf, binden ihn am Ende ab und drücken die Wurst fest in den Darm. Falls sich Luft in der Wurst befindet, dann stechen Sie den Darm mit einer Nadel ein.

6. Nun müssen die Würste für mindestens 4 Wochen an einem kühlen Ort aufgehängt werden.

7. Nach der Reifezeit können Sie die Spezialität aus Spanien mit Weißbrot und spanischem Rotwein genießen.

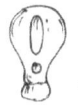 **Tipp: Was Sie bei der Herstellung von Rohwurst beachten sollen:**

Da bei der Herstellung von Rohwurst mit rohem Fleisch gearbeitet wird, ist es wichtig, dass Sie in erster Linie auf die Hygiene achten. Es sollten sich zu keiner Zeit Keime bilden.

Dazu müssen der pH-Wert und der Wassergehalt abgesenkt werden, indem etwas Zucker oder Honig hinzugefügt wird.

Indem die Temperatur und die Luftfeuchtigkeit optimal für die Reifung sind, wird der Wassergehalt herunter reduziert. Deswegen sollten Rohwürste nicht über 22 Grad Celsius und nicht unter 15 Grad Celsius ausgesetzt werden. Wenn die Temperatur zu hoch ist, können die Würste verderben, wenn es zu kalt ist, kann die Umrötung nicht richtig stattfinden und Kälteränder können entstehen.

Je dünner die Würste sind, desto weniger Probleme entstehen, so sollten Sie es zuerst mit kleineren Kalibern starten, wie z. B. Pfefferbeißer und Erfahrungen sammeln. Ab der Größe 40 können bei nicht sachgerechter Verarbeitung oben genannte Probleme auftreten.

Kochwürste

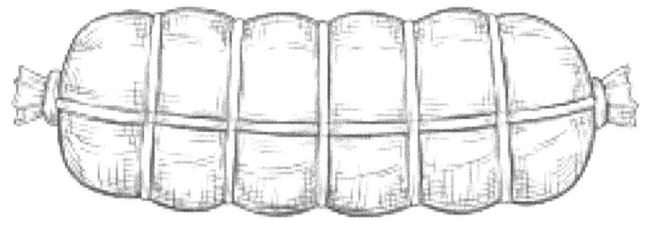

Notizen:

Leberwurst

Für 1,5 kg Fleisch

Zutaten

		Vorher	Zeit	Stufe
Schweinebauch	750 g	-	1,5 Std.	einfach
mageres Schweinefleisch	500 g			
Salz	25 g			
Pfefferkörner	1,5 TL			
Schweineleber	275 g			
Lorbeerblatt	1			
Schmalz	40 g			
gemahlenen Piment	1 TL			
Zwiebeln	200 g			
weißer Pfeffer	2 TL			
Zimt	1 g			
gerebelten Majoran	1 TL			

Zubereitung

1. Das Schweinefleisch und der Schweinebauch werden zuerst in einem passenden Topf mit Wasser bedeckt aufgekocht. Geben

Sie das Lorbeerblatt und die Pfefferkörner dazu und lassen das Ganze auf niedriger Stufe eine Stunde zugedeckt weiter köcheln.

2. Den Sud nachher nicht wegschütten, wir verwenden ihn später noch.

3. Währenddessen schälen Sie die Zwiebeln und zerkleinern diese in kleine Stückchen.

4. Erhitzen Sie das Schmalz in einer Pfanne und lassen die Zwiebeln anbraten, bis sie glasig sind.

5. Nun entfernen Sie von der Leber die Außenhaut und legen Sie für 10 Minuten in das Sudwasser und lassen es dort ziehen.

6. Danach nehmen Sie den Schweinebauch, Schweinefleisch und Leber aus dem Wasser und schneiden alles in Stücke, die Sie danach in den Fleischwolf geben. Mischen Sie nach und nach den Sud unter die Masse, bis eine geschmeidige Masse entsteht. Wenn sich überschüssiges Fett auf der Oberfläche bildet, dann entfernen Sie diese.

7. Nun können Sie die Fleischmasse mit dem Rest der Gewürze gut durchmischen. Je nach Geschmack und Intensität können Sie die Menge auch erhöhen.

8. Zum Schluss wird die Leberwurst wieder in Gläser gefüllt und für 2 Stunden in einem Topf eingekocht. Danach die Gläser abkühlen und genießen.

Hausmacher Leberwurst

Zutaten

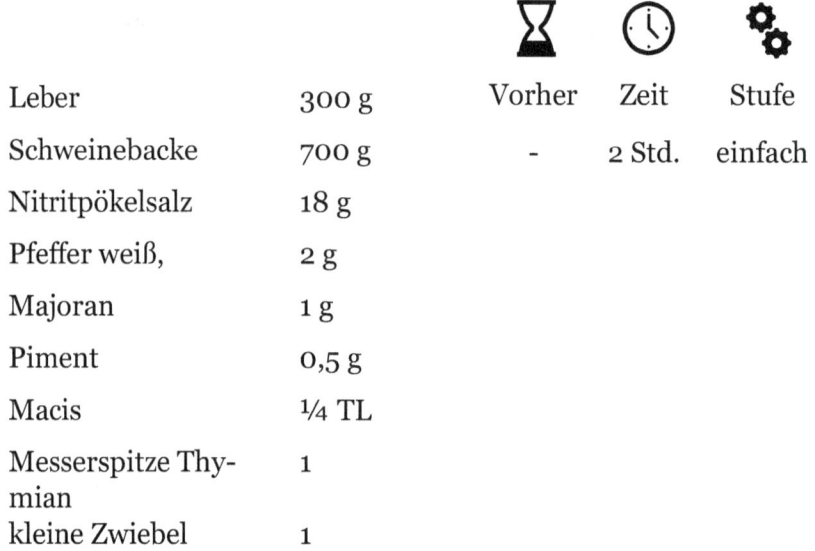

		Vorher	Zeit	Stufe
Leber	300 g	-	2 Std.	einfach
Schweinebacke	700 g			
Nitritpökelsalz	18 g			
Pfeffer weiß,	2 g			
Majoran	1 g			
Piment	0,5 g			
Macis	¼ TL			
Messerspitze Thymian	1			
kleine Zwiebel	1			

Zubereitung

1. Die Schweinebacke wird für 45 Minuten in einen Topf mit heißem Wasser gelegt und gar gekocht.

2. Schälen Sie in der Zwischenzeit die Zwiebel, schneiden diese in kleine Scheiben und geben es zusammen mit einem EL Öl in die Panne und braten diese an, dass sie eine leicht bräunliche Farbe bekommen.

3. Nach dem Abkühlen des Fleisches, wird es nun in kleine Stücke geschnitten. Geben Sie die Leber, angebräunte Zwiebeln zusammen mit dem Fleisch in den Fleischwolf. Die Größe der Scheibe sollte 3 mm betragen.

4. Geben Sie alle Gewürze zu dem Brät und verrühren alles gut miteinander, entweder mit den Händen oder mit einer Küchenmaschine.

5. Nun wird die Wurst in einen Kunstdarm 58/60 gefüllt und kommt anschließend für 1 Stunde in 80 Grad heißes Wasser.

6. Legen Sie die Wurst nach dem Brühvorgang für mindestens 1 Tag in den Kühlschrank. Danach können Sie die Wurst genießen.

Guten Appetit

Weiße Kochwurst

Zutaten

Schweine-Hackfleisch	500 g
Schweinebauch, mager	500 g
Speck	300 g
Lorbeerblatt	1
Salz	30 g
Semmeln vom Vortag	4

Vorher	Zeit	Stufe
-	1,5 Std.	einfach

Zubereitung

1. Geben Sie den Schweinebauch und das Lorbeerblatt in Salzwasser und kochen ihn bis er gar ist, ca. 30 Minuten.

2. Weichen Sie die Semmeln in Wasser ein, zerschneiden Sie den Speck in kleine Würfel und schütten Sie das Wasser des Schweinebauchs über den Speck.

3. Geben Sie das gare Fleisch in einen Fleischwolf und drehen ihn bei einer 3 mm Scheibe durch.

4. Anschließend geben Sie die zerdrückten Semmeln in den Fleischwolf und das Hackfleisch und vermengen beides mit dem gekochten Fleisch. Geben Sie das Salz hinzu.

5. Nun geben sie die Fleischmasse in den Füller und ziehen den Darm 28 cm auf. Befüllen Sie den Darm und drehen sie die Würste ab.

6. Danach legen Sie die Kochwürste in 90 Grad Celsius heißes Wasser und lassen sie ca. 40 Minuten ziehen.

Danach sind sie direkt verzehrfertig. Guten Appetit.

Bauernwurst

Zutaten

		Vorher	Zeit	Stufe
Rindfleisch	350 g	-	1,5 Std.	einfach
Schweinespeck	300 g			
Fettschwarte	300 g			
Eiswasser	200 ml			
Butterschmalz	½ EL			
Nitritpökelsalz	12 g			
Kleine Zwiebel	1			
Knoblauchzehe	1			
Majoran	1 EL			
Kümmelpulver	½ EL			
Piment	1 TL			
Pfeffer, Schwarz	1 EL			
Naturdarm				

Zubereitung

1. Als erstes wird das Fleisch in kleine Stücke geschnitten und für ca. 2 Stunden in das Gefrierfach gelegt.

2. Nach der Kühlung kommt das Fleisch durch den Fleischwolf mit einer 4 mm Scheibe.

3. Anschließend wird das Brät mit einem Pürierstab und dem Eiswasser durchgemixt und alle weiteren Zutaten dazugeben, bis eine homogene Masse entsteht.

4. Schälen Sie die Zwiebel und schneiden sie in kleine Würfel. Diese werden nun in einer Pfanne mit Butterschmalz glasig gebraten, abgekühlt und werden zu dem Brät gemischt.

5. Mixen Sie alles nochmals gut durch.

6. Schmecken Sie ab und geben eventuell Salz und andere Gewürze dazu, je nach Geschmack.

7. Geben Sie das Brät jetzt in den Füller, ziehen den Darm 30/32 auf und füllen die Würste ab. Je nach gewünschter Länge, abdrehen und mit einer Küchenschnur abbinden.

8. Nun wird die Fleischwurst für ca. 50 – 60 Minuten in 80 Grad Celsius heißes Wasser gelegt.

9. Sie können die Bauernwurst heiß oder kalt genießen.

Guten Appetit.

Kräuter Kochwurst

Zutaten

Schweinebauch ohne Knochen, mager	800 g	Vorher	Zeit	Stufe
Pfeffer, schwarz, gemahlen	1 TL	-	1 Std.	einfach
Lorbeerblätter	2			
Zwiebeln	2			
Pimentkörner, gemahlen	4			
getrockneter Thymian	2 TL			
Messerspitze Zitronenschale	1			
Muskatnuss, frisch gerieben	¼ TL			
Schweineschmalz gehackte Pistazienkerne	25 g			

Zubereitung

1. Das Fleisch wird zuerst in einen Topf mit Wasser gelegt.

2. Danach geben Sie 1 EL Salz, Pfeffer, Lorbeerblätter und Piment dazu.

3. Schälen Sie die Zwiebeln und geben diese mit in das Wasser.

4. Nun Lassen Sie das Fleisch mit den Zutaten ca. 1 Stunde lang kochen.

5. Nach dem Abkühlen schneiden Sie den Schweinebauch in sehr kleine Würfel und geben diese in kochendes Wasser und lassen es ca. 15 Minuten lang schmoren, sodass das Wasser das Fleisch knapp bedeckt. Achten Sie darauf, dass das Fleisch nicht anbrennt und rühren Sie immer gut um.

6. Zerhacken Sie die gegarten Zwiebeln und vermischen diese mit den Kräutern und der Zitronenschale und geben alles mit den restlichen Gewürzen zu dem Fleisch.

7. Braten Sie die Pistazien in einer beschichteten Pfanne an und geben sie diese ebenso in das gekochte Fleisch.

8. Nach 5 Minuten füllen Sie die Kochwurst in Gläser, verschließen diese und lassen sie abkühlen.

Die Haltbarkeit beträgt ca. 4 – 6 Tage im Kühlschrank.

Zwiebelfleisch

Zutaten

		Vorher	Zeit	Stufe
		-	2 Tage	einfach

Schweineschulter	700g
Schweineschmalz	300 g
Wasser	500 ml
Pökelsalz oder Meersalz	18 g
Pfeffer	½ TL
Knoblauch	½ TL
Gelatineblätter	3
Lorbeerblätter	3
Sellerieblätter	3
Wacholderbeeren	3
Zwiebeln	2
Einmachgläser zum Befüllen	

Zubereitung

1. Erst wird das Fleisch in kleine Stücke geschnitten, das Pökelsalz dazu gegeben und für mindestens 24 Stunden im Kühlschrank aufbewahrt. Das Salz zieht in das Fleisch ein und entzieht dabei das Wasser.

2. Geben Sie die Lorbeerblätter, Wacholderbeeren, Selleriekraut und das Fleisch in einen Topf mit Wasser und lassen alles für ca. 1 Stunde lang kochen.

3. Geben Sie das gekochte Fleisch in den Fleischwolf mit einer 6 mm Scheibe.

4. Anschließend sieben Sie die Kochbrühe durch und stellen Sie zur Seite.

5. Legen Sie die Gelatine in kaltes Wasser für ein paar Minuten ein und geben diese in die Kochbrühe.

6. Schälen Sie die Zwiebeln und schneiden sie in kleine Stücke. Bräunen Sie diese im Schweineschmalz goldbraun an, geben diese zu dem durchgelassenen Fleisch und vermengen alles zusammen mit der Kochbrühe.

7. Fügen Sie die Fleischmasse in Gläser, lassen Sie 2 Fingerbreit zum Deckel Platz. Nun geben sie diese in einem Kochtopf bei 90 Grad und lassen diese für eine Stunde einkochen.

Corned Beef

Zutaten

		Vorher	Zeit	Stufe
		4 Tage	1 Std.	mittel

1 kg mageres Rindfleisch	1 kg
Nitritpökelsalz	25 g
brauner Zucker	5 g
Lauch	½ Stange
kleine Karotte	1
Knollensellerie	1 Scheibe
Zwiebel	½
Wasser	1 l
Muskat, gemahlen	4 g
Zucker	5 g
Pfeffer, gemahlen	3 g
Würzmischung (Maggi)	2 EL
Gelatine	12 Blatt
Salz zum Abschmecken	

Zubereitung

1. Schneiden Sie das Fleisch in kleine Würfel. Geben Sie das Pökelsalz und den Zucker über das Fleisch. Geben Sie das Fleisch zum Pökeln in einen Vakuumbeutel und verschließen diesen luftdicht. Nun muss das Fleisch ca. 4 Tage im Kühlschrank durchziehen.

2. Nach der Pökelzeit kommt das Fleisch mit dem ausgetretenen Saft in einen Kochtopf mit Wasser. Geben Sie das Lorbeerblatt und das geschnittene Gemüse dazu.

3. Lassen Sie das Fleisch ca. 1 Stunde lang kochen und nehmen den sich bildenden Schaum mit einem Schöpflöffel ab, so bleibt der Sud klar.

4. Nach der Kochzeit wird das Fleisch gesiebt. Fangen Sie den Sud auf. Zupfen Sie die Hälfte des Fleisches in kleine Stücke, die andere Hälfte geben Sie in einen Fleischwolf und mahlt es mit einer 6 mm Scheibe durch.

5. Falls Sie keinen Fleischwolf haben sollten, können Sie auch die andere Hälfte klein hacken.

6. Zur Fertigstellung des Corned Beef geben Sie Muskat, Zucker, Pfeffer und das Maggi in den zur Seite gestellten Sud.

7. Befolgen Sie beim Einweichen der Gelatine die Packungsbeilage.

8. Kochen Sie den Sud kurz auf und geben die Gelatine dazu.

9. Schmecken Sie den Sud ab und würzen je nach Geschmack nach.

Nun wird das Corned Beef in verschließbare Gläser gefüllt

Braunschweiger

Zutaten

		Vorher	Zeit	Stufe
		2 Std.	2 Std.	mittel
Schweinebauch	350 g			
Schweinebacken	350 g			
Schweinenacken	300 g			
kleine Zwiebel	1			
Knoblauchzehe	1			
Pfeffer schwarz, gemahlen	3 g			
Muskatnuss, gemahlen	½ TL			
frischer Majoran	10 g			
Kochsalz	20 g			
Schweinedarm 50 mm	1 Meter			

Zubereitung

1. Spülen Sie den Schweinedarm mindestens 1 Stunde lang im Wasser. Wechseln Sie das Wasser alle 15 Minuten.

2. Kochen Sie die Fleischstücke in leicht gesalzenem Wasser ca. 90 Minuten lang.

3. Nun werden die Zwiebel und der Knoblauch in gröbere Stücke geschnitten.

4. Geben Sie der Reihe nach erst die Zwiebel, dann den Knoblauch und zum Schluss das in grobe Stücke geschnittene Fleisch in den Fleischwolf mit 3 mm Dicke.

5. Verrühren Sie die Fleischmasse mit etwas Fleischbrühe, bis ein zäher Brei entsteht.

6. Nun geben Sie den Darm auf den Wurstfüller 48 mm binden das Ende ab und füllen die gewünschte Menge ein. Nach jeder Wurst mit einem Wurstfaden abbinden und weiter auffüllen, bis die Menge verbraucht ist.

7. Legen Sie die Würste in heißes Wasser (75 Grad) und lassen diese für ½ Stunde ziehen.

8. Schrecken Sie die Braunschweiger in Eiswasser (Wasser mit Eiswürfel) ab.

Die Würste können für ca. 10 Tage im Kühlschrank aufbewahrt werden oder eingefroren werden.

Presssack

Zutaten

		Nachher	Zeit	Stufe
		15 Std.	1 Std.	mittel

Schweinebauch mit Schwarte	1 kg
Brühwürfel für 2 Liter Wasser	4
Zwiebel	1
Pfefferkörner	10
Wacholderbeeren	4
Lorbeerblätter	2
Salz	20 g
Pfeffer, gemahlen	1 EL
Weinessig	150 ml
Aspik	40 g
Gemahlene Pinienkörner	½ TL
Majoran, gerebelt	1 EL
Etwas Nelkenpulver	
Zitrone (Abrieb)	1
Kunstdarm 90	

Zubereitung

1. Als erstes geben Sie die Brühwürfel, Lorbeerblätter, zerschnittene Zwiebel, Wacholderbeeren, Pfefferkörner und 100 ml Weinessig in einen Topf mit Wasser erhitzt.

2. Danach wird das Fleisch dazugegeben und bei geringer Hitze ca. 1,5 Stunden lang geköchelt.

3. Danach entfernen Sie das Fleisch aus dem Sud und legen es zur Seite, damit es abkühlen kann.

4. Schneiden Sie die Hälfte in kleine Stücke und geben diese in eine Schüssel. Die andere Hälfte kommt in den Fleischwolf mit einer 4 mm Scheibe und wird anschließend zu den Fleischstücken gegeben. Fügen Sie nun die restlichen Gewürze und den Rest des Weinessigs dazu.

5. Mischen sie alle Zutaten gut durch.

6. Anschließend lassen Sie das Aspikpulver mit etwas Brühe aufquellen und rühren es in ½ Liter der Kochbrühe ein, geben das Fleisch dazu, verrühren alles gut miteinander und befüllen den Darm. Binden Sie die Enden ab und legen es zurück in das 80 Grad Celsius heiße Sudwasser. Lassen Sie den Presssack für ca. 1,5 Stunden ziehen.

7. Vermischen Sie nun kaltes und warmes Wasser auf 60 Grad Celsius und legen den Presssack hinein. Geben Sie nach und nach kaltes Wasser dazu, damit er sich langsam abkühlt.

8. Zu guter Letzt legen Sie den Presssack in kaltes Wasser, beschweren ihn und lassen ihn komplett auskühlen. Lassen Sie ihn noch für weitere 12 Stunden ruhen, bevor Sie Ihren Leckerbissen verzehren.

Guten Appetit.

Brühwürste

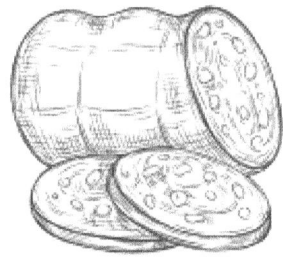

Knacker (rohpolnisch)

Zutaten

		Nachher	Zeit	Stufe
Schweineschulter	500 g	1 Tag	1,5 Std.	einfach
Schweinebauch	500 g			
Pökelsalz	18 g			
weißen Pfeffer.	5 g			
scharfen Paprika	3 g			
rohpolnische Gewürze (erhältlich beim Metzger)	7 g			
Knoblauchzehe	1			
Schweinedarm	28/30			

Zubereitung

1. Schneiden Sie das Fleisch in kleine Würfel.

2. Schneiden Sie eine Knoblauchzehe und geben Sie etwas Salz dazu und vermischen es in einem Glas Wasser. (100 ml)

3. Vermengen Sie alle Gewürze gut mit dem Fleisch, geben sie die Fleischstücke in den Fleischwolf. Nehmen Sie dafür eine mittlere Scheibe

4. Kneten Sie das Fleisch gut in einer Schüssel durch und geben Sie die Masse anschließend in den Füller.

5. Die Würste sollten eine Größe von ca. 12 cm haben und werden danach zum Trocknen aufgehängt.

6. Nach einem Tag geben Sie diese in den Räucherofen bei 75 Grad und lassen sie ca. eine Stunde räuchern.

7. Bestenfalls werden die Würste noch einige Tage trocken hängen gelassen, damit bekommen sie mehr Biss.

Sie können die Wurst aber auch direkt nach dem Räuchern essen.

Jagdwurst

Zutaten

		Vorher	Zeit	Stufe
		1 Tag	3 Std.	einfach

Schweinebauch	400 g
Schweineschulter	300 g
Rindfleisch	200 g
Eiswasser	120 ml
Pökelsalz	18 g
Kutterhilfsmittel (alternativ können Sie auch Senfmehl verwenden)	6 g
Flüssigwürze	2 g
schwarzer Pfeffer	1 TL
weißer Pfeffer	1 TL
Paprika, süß	1 TL
Muskat	½ TL
Koriander	½ TL
Kümmelpulver	½ TL
Ganze Senfkörner	10
Sterildarm 65	

Zubereitung

1. Schneiden Sie das Fleisch und das Fett in kleine Stücke und geben es für 24 Stunden in den Kühlschrank.

2. Am nächsten Tag geben Sie das Rind- und Schweinefleisch in den Fleischwolf mit 3 mm Scheibe und verrühren anschließend mit dem Salz, der Würzflüssigkeit und 80 ml Wasser, sodass eine zähe Masse entsteht.

3. Geben Sie nun das fette Fleisch, vermischen dies mit den restlichen Gewürzen und dem Grundbrät und geben alles zusammen noch mal in den Fleischwolf mit 8 mm Öffnung.
4. Danach kommt das gewürzte Fleisch in den Fleischwolf.

5. Zum Schluss das restliche Wasser zufügen und für eine 1 Stunde in den Kühlschrank stellen.

6. Bevor Sie die Wurst abfüllen, kneten Sie alles noch einmal durch und füllen in einen Sterildarm Größe 65 ab.

7. Brühen Sie nun die Würste in heißem Wasser mit ca. 75 Grad Celsius für 2 Stunden.

8. Nach dem Brühvorgang im kalten Wasser kurz abschrecken

9. Danach sind die Würste verzehrfertig oder auch eingefroren werden.

Gelbwurst

Zutaten

		Vorher	Zeit	Stufe
		-	1,5 Std.	einfach

Schweineschulter	200 g
Schweinebacke	300 g
Kalbfleisch	300 g
Eiswasser	150 ml
Salz	19 g
geriebene Zitronenschale	1 g
Kardamom	¼ TL
Pfeffer, weiß	2 g
Ingwer	¼ TL
Kutterhilfsmittel	3 g
Petersilie	1 g
Kunstdarm 45	

Zubereitung

1. Das Fleisch wird zuerst in kleine Stücke geschnitten, die Gewürze zermahlen und alles miteinander vermengt. (ohne die Kutterhilfsmittel)

2. Danach legen Sie das Fleisch für ca. eine ¾ Stunde in das Gefrierfach, damit es sich besser durch den Fleischwolf drehen lässt.

3. Jetzt wird die Petersilie dazu gefügt und das gewürzte Fleisch durch den Fleischwolf mit der kleinsten Scheibe zweimal durchgelassen.

4. Dadurch wird die Masse sehr fein.

5. Anschließend kommt das durchgelassene Fleisch in eine Küchenmaschine. Das Eiswasser wird langsam dazugegeben, anschließend das Kutterhilfsmittel und durchgerührt. Wenn das Brät bindet, kann es abgefüllt werden.

6. Nun wird der Darm auf den Füller gesteckt und die Wurst wird eingefüllt. Achte wie immer darauf, dass keine Luft eingeschlossen wird.

7. Binden Sie die Enden des Darms mit einem Küchengarn ab.

8. Jetzt kommt die abgefüllte Gelbwurst für 1 Stunde in 80 Grad heißes Wasser.

9. Nach dem Brühvorgang schrecken Sie die Wurst in kaltem Wasser ab und lassen sie abkühlen.

Sie können die Wurst ca. 4 Tage im Kühlschrank aufbewahren, wenn sie angeschnitten ist, am Stück bis zu 14 Tage.

Mortadella

Zutaten

Schweinefleisch (Schulter ohne Schwarte)	600 g
Rindfleisch (Schulter)	150 g
Schweinerückenspeck	150 g
Pistazien, gehäutet	15 g
Salz	10 g
Pfeffer, weiß, gemahlen	3 g
Muskat, gemahlen	1 g
gemahlener Piment	½ g
Zucker	3 g
Nitritpökelsalz	120 g
Naturfaserdärme	
Wurstgarn	

Vorher	Zeit	Stufe
-	2 Std.	einfach

Zubereitung

1. Gießen sie 4 Liter Wasser in einen Topf, lassen es aufkochen und geben das Nitritpökelsalz dazu.

2. Schneiden Sie das Fleisch in kleine Stücke und legen es in eiskaltes Wasser ein.

3. Gießen Sie das Wasser nach 10 Minuten wieder ab und geben das abgekühlte Nitritpökelsalz-Wasser über das Fleisch. Anschließend stellen Sie es für ca. 12 Stunden an einen kühlen Ort.

4. Weichen Sie den Wurstdarm in lauwarmem Wasser für 2 Stunden ein und spülen ihn öfters durch.

5. Schneiden Sie in der Zwischenzeit den Speck in kleine Stücke und geben ihn für ca. 45 Minuten in das Gefrierfach.

6. Zerhacken Sie die Pistazien.

7. Wenn alles vorbereitet ist, holen Sie das eingelegte Stück Fleisch aus der Lake und tupfen es trocken.

8. Anschließend kommt es zusammen mit dem Speck in den Fleischwolf mit einer 2 mm Scheibe. Geben Sie nun zu dem Fleischbrät alle Gewürze und kneten es mit einer Küchenmaschine oder einem Kutter für ca. 10 Minuten gut durch.

9. Der getrocknete Darm wird nun abgebunden und mit dem Brät befüllt.

10. Am besten nehmen Sie dazu einen Trichter, bestenfalls es mit dem Füller umständlich ist.

11. Achten Sie darauf, dass sich keine Luft beim Einfüllen einschließt. Binden Sie nun den Darm auf der anderen Seite mit dem Garn ab.

12. Anschließend kommt die Mortadella in 80 Grad heißes Wasser bei einer Brühdauer von 1 Stunde 15 Minuten.

13. Schrecken Sie die Wurst in eiskaltem Wasser und trocken sie anschließend mit Küchenpapier. Lassen Sie die Mortadella auskühlen und legen Sie sie zur Aufbewahrung in den Kühlschrank.

Bierschinken

Zutaten

		Vorher	Zeit	Stufe
		8 Std.	1 Std.	einfach

Schweineschulter mit Schwarte	700 g
Schweinebauch	200 g
mageres Rindfleisch	100 g
Knoblauchzehe	1
Salz	10 g
Gemüsebrühe	150 ml
Zucker	2 g
schwarzer Pfeffer, gemahlen	1 g
frisch geschriebene Muskatnuss	1 g
Ingwerpulver	1 g
Naturdarm 40/45	1 Meter

Zubereitung

1. Schneiden Sie ca. die Hälfte des Schweinefleisches in kleine Würfel, geben das Pökelsalz dazu und lassen es für ca. 7 – 8 Stunden im Kühlschrank ruhen.

2. Entfernen Sie von dem restlichen Fleisch Knorpel und Sehnen, zerkleinern Sie diese auch in kleine Würfel und stellen die Fleischstücke ebenso in die Kühlung.

3. Hacken Sie den Knoblauch fein und vermengen Sie ihn mit dem Fleisch, das nicht gepökelt ist, geben es zweimal durch den Fleischwolf mit einer Scheibe von 2 mm. Vermischen Sie anschließend das Brät mit Salz und der Brühe, bis eine klebrige Masse entsteht.

4. Vermengen Sie anschließend das gepökelte Fleisch mit den restlichen Zutaten.

5. Schneiden Sie den Darm in 3 Stücke und binden diesen auf einer Seite mit einem Wurstgarn ab. Nehmen Sie einen Trichter und füllen Sie die Fleischmasse in den Darm. Es sollten sich dabei keine Luftblasen bilden. Eine Seite des Darms wird abgebunden.

6. Erhitzen Sie einen Topf mit Wasser und lassen die Würste darin bei 80 Grad Celsius eine ¾ Stunde lang ziehen.

7. Kühlen Sie die Würste in kaltem Wasser, am besten Eiswasser (Eiswürfel in Wasser schmelzen lassen) ab.

Vor dem Verzehr sollten die Würste 2 Tage lang ruhen.

Debrecziner

Zutaten

Bauchfleisch von Schwein	500 g
Rindfleisch	500 g
Schweineschulter	500 g
Eiswasser	250 ml
Pökelsalz	40 g
Zucker	6 g
Paprikapulver	8 g
Kümmelpulver	10 g
Pfeffer	7 g
Ingwerpulver	1 g
Majoran	2 g
Kutterhilfsmittel	6 g
Knoblauchzehen	3
Saitlinge 24/26	

Vorher	Zeit	Stufe
-	1,5 Std.	mittel

Zubereitung

1. Schneiden Sie das Fleisch in kleine Würfel, je nach Größe des Fleischwolfes und geben es für 45 Minuten in das Gefrierfach.

2. Wiegen Sie die Gewürze ab, zerkleinern die Knoblauchzehen und vermengen alles bis auf die Kutterhilfsmittel mit dem Fleisch.

3. Danach kommt es durch den Fleischwolf mit 4 mm Scheibe.

4. Danach kommt das gewürzte Fleisch in den Fleischwolf.

5. Anschließend geben Sie die Masse mit dem Kutterhilfsmittel in eine Küchenmaschine und mischen gut durch, bis eine homogene, bindende Masse entsteht.

6. Geben Sie das Fleischbrät nun in den Füller, stülpen die Saitlinge auf und füllen die Debrecziner auf ca. 20 cm ab. Einmal links und einmal rechts abdrehen.

7. Legen Sie die Würste zum Umröten einen Tag in den Kühlschrank.

8. Nach den 24 Stunden werden die Debrecziner zuerst bei 40 Grad Celsius im Räucherofen für ca. 1 Stunde geräuchert und danach in für 15 Minuten in 75 Grad Celsius heißem Wasser, gebrüht.

9. Schrecken Sie die Würste in kaltem Wasser ab.

10. Die Würste sind im Kühlschrank ca. 4 – 6 Tage haltbar. Natürlich können Sie die Würste auch einfrieren, als Alternative

Wiener Würstchen

Zutaten

		Vorher	Zeit	Stufe
Schweineschulter	500 g	-	3 Std.	mittel
Schweinebacken	300 g			
Rückenspeck	200 g			
Nitritpökelsalz	20 g			
weißer Pfeffer	2 g			
Koriander	1 g			
Ingwer	½ g			
Kutterhilfsmittel	3 g			
Eiswasser	150 ml			
Schafseitling	20/22			

Zubereitung

1. Zerschneide das Fleisch in kleine Stücke, leg diese auf ein geeignetes Blech für eine Stunde in das Gefrierfach.

2. Zermahle die Gewürze mit einem Mörser oder einer Gewürzmühle, bis ein feines Pulver entsteht.

3. Gib nach der Stunde das abgekühlte Fleisch in einen Fleischwolf bei 3 mm oder in eine Küchenmaschine (Kutter).

4. Gib nach dem Wolfen das Eiswasser dazu und verrühre alles zu einer gleichmäßigen Masse. Achte darauf, dass die Temperatur 12 Grad nicht übersteigt. (Nutze dazu ein Thermometer).

5. Gib nun das Fleischbrät in einen Füller und achte, dass keine Luft beim Abfüllen eingeschlossen wird.

6. Drehe die Würstchen, nach der Methode einmal nach links und einmal nach rechts abdrehen, auf die gewünschte Größe ab.

7. Anschließend müssen die Wiener getrocknet werden. Hänge sie dazu im Räucherofen für eine Stunde bei ca. 30 Grad für ca. 1 Stunde auf.

8. Nun beginnt das Heißräuchern bei 70 Grad Celsius im Räucherofen. Je nach Farbintensität beträgt die Zeit ca. 45 – 60 Minuten.

9. Danach erfolgt der Brühvorgang. Lege dazu die Wiener Würstchen in heißes Wasser bei 75 – 80 Grad für ca. ¼ Stunde.

10. Anschließend können diese direkt verzehrt werden oder alternativ tiefgekühlt werden.

11. Wenn Sie die Würstchen in Vakuum einschweißt, können Sie bis zu 3 Wochen im Kühlschrank aufbewahrt werden, ansonsten innerhalb von 7 Tagen aufgebraucht werden.

Käse-Krainer

Zutaten

		Vorher	Zeit	Stufe
Schweinefleisch	750 g	-	15 Std.	mittel
Rindfleisch	250 g			
Emmentaler-Würfel	200 g			
Nitritpökelsalz	20 g			
Kutterhilfsmittel oder Backpulver	4 g			
Pfeffer, schwarz, gemahlen	2 g			
Muskat	1 g			
Zucker	2 g			
Paprika, süß	1 g			
Knoblauchgranulat	1 g			
Senfmehl	1 g			
gemahlener Kreuzkümmel	¼ TL			
Ascorbinsäure	¼ TL			
Schweinedarm	28/30			

Zubereitung

1. Schneiden sie das Fleisch in kleine Stücke, geben die Gewürze dazu und stellen es für ca. 1 Stunde in Gefrierfach.

2. Spülen Sie in der Zwischenzeit den Darm und legen ihn in warmes Wasser.

3. Nun wird der Käse gewürfelt.

4. Nun kommt das gekühlte Fleisch in den Fleischwolf mit einer 3 mm Scheibe und wird anschließend gut durchgeknetet, bis eine gute Bindung entstanden ist und hebt dann die Käsewürfel unter.

5. Der nächste Schritt ist die Füllung mit dem Brät in den Darm. Wählen Sie die Länge der Würste aus und drehen Sie diese ab.

6. Zum Umröten müssen die Würste nun für ca. 12 Stunden in den Kühlschrank gelegt werden.

7. Räuchern Sie die Würste nach der Ruhezeit bei ca. 1,5 Stunden heiß. Die Temperatur sollte ca. 70 Grad betragen.

8. Anschließend werden die Würste noch gebrüht. Legen Sie diese in 70 Grad warmes Wasser und schrecken sie nach 30 Minuten im kalten Wasser ab.

9. Nun sind sie direkt verzehrfertig oder können eingefroren werden.

Rindwurst (gebrüht)

Zutaten

		Vorher	Zeit	Stufe
mageres Rindfleisch	800 g	-	1 Std.	mittel
Mineralwasser	150 ml			
Pökelsalz	22 g			
kleine Knoblauchzehe zerdrückt.	1			
Zitronenschale (Pulver)	1 g			
Pfeffer weiß.	3 g			
Senfpulver	3 g			
Koriander	1 g			
Paprikapulver, süß	4 g			
Muskat	2 g			
Kümmelpulver	1 g			
Zwiebelpulver	1 g			
Kutterhilfsmittel	3 g			
Schweinedünndärme	28/30			

Zubereitung

1. Zerkleinern Sie das Fleisch in kleine Stücke und legen diese anschließend für eine ¾ Stunde in das Gefrierfach.

2. Vermengen Sie das Fleisch gut mit den Gewürzen und geben Sie es in den Fleischwolf bei 3 mm.

3. Schütten Sie das Mineralwasser dazu und geben es nochmals durch den Fleischwolf.

4. Nehmen Sie die Schweinedünndärme und befüllen Sie diese mit dem Füller. Drehen Sie die Würste je nach Größenwunsch ab.

5. Legen Sie die Würste zum Umröten einen Tag in den Kühlschrank, räuchern diese nach dieser Zeit 2 Stunden.

6. Brühen Sie die Würste bei 75 Grad Celsius ca. 30 Minuten und kühlen Sie die Würste danach im kalten Wasser ab.

Sie können die Würste im Wasser kochen, grillen oder braten.

Jagdwurst

Zutaten

		Vorher	Zeit	Stufe
		-	3 Std.	mittel

Schweinefleisch von der Keule	300 g
Rindfleisch ohne Sehnen	200 g
Schweinebauch	400 g
Schweinebacke	100 g
Eiswasser	120 ml
Nitritpökelsalz	20 g
Flüssigwürze	2 g
Kutterhilfsmittel	6 g
Pfeffer, schwarz	1,5 g
Pfeffer, weiß	1,5 g
Paprikapulver, süß	2 g
Puderzucker	2 g
Muskat, gemahlen	1 g
Ingwerpulver	1 g
Koriander	1 g
Kümmel, gemahlen	½ g
Senfkörner	10 g

Zubereitung

1. Schneiden Sie das Fleisch und das Fett in kleine Stücke und geben es einen Tag vor der Verarbeitung in den Kühlschrank oder eine Stunde vor der Zubereitung in das Gefrierfach.

2. Geben Sie nach der Kühlzeit alle Gewürze in die Fleischwürfel und lassen alles zusammen durch den Fleischwolf mit einer 3 mm Scheibe.

3. Kneten Sie das Brät mit den Händen oder benutzen Sie eine Küchenmaschine. Es sollte dabei eine klebrige, bindende Masse entstehen. Das Eiswasser wird dabei nach und nach dazugegeben.

4. Nun wird die Wurst in den Steildarm gefüllt und bei 70 Grad heißem Wasser für ca. 2 Stunden gebrüht.

5. Schrecken Sie die Jagdwurst in kaltem Wasser ab und bewahren sie im Kühlschrank auf.

Pfälzer Leberwurst

Zutaten

Schweinebauch ohne Schwarte	400 g	Nachher	Zeit	Stufe
Speck	400 g	1 Std.	3 Std.	schwer
Schweineleber	200 g			
Salz	22 g			
Majoran	1 TL			
Pfeffer	1 gestrichener TL			
Piment	1,5 g			
Zwiebeln	4 (ca. 200 Gramm)			
Etwas Schweineschmalz				
Wasser nach Belieben				
Muskat	4 g			

Zubereitung

1. Kochen Sie das Fleisch für 30 Minuten in einem Topf und legen es anschließend zur Seite.

2. Schneiden Sie in der Zeit die Zwiebeln in kleine Würfelchen und braten sie diese in der Panne mit etwas Schmalz glasig an.

3. Schneiden Sie das Fleisch in kleine Stücke und vermengen es mit den Gewürzen.

4. Anschließend wird die Leber für 1 Minute abgebrüht und zusammen mit dem Fleisch durch den Fleischwolf mit einer 3 mm Scheibe gelassen. Schöpfen Sie ca. 200 ml von dem Fleischwasser ab und vermengen dies mit der Masse und mischen es gut durch. Es sollte eine breiige Masse entstehen.

5. Geben Sie die Wurstmasse in den Füller in einen Rinderkranzdarm 40/44. Binden Sie die Enden mit einer Wurstschnur ab und brühen Sie die Würste bei 80 Grad Celsius für ca. 50 Minuten.

6. Schrecken Sie die Würste kurz in kaltem Wasser ab und bewahren sie im Kühlschrank auf.

Tipp: Wenn Sie die Leberwurst in Gläser füllen, müssen diese bei 80 Grad ca. 2 Stunden gebrüht werden.

Lyoner

Zutaten

		Vorher	Zeit	Stufe
Rückenspeck	400 g	-	1,5 Std.	mittel
Schweineschulter	250 g			
Rindfleisch, mager ohne Sehnen	250 g			
Eiswasser	200 ml			
Nitritpökelsalz	16 g			
Pfeffer, weiß, gemahlen	3 g			
Muskat, gemahlen	½ TL			
Kardamom	¼ TL			
Koriander	¼ TL			
Paprika, süß	½ TL			
Ingwer, gemahlen	¼ TL			
Traubenzucker	2 g			
Kutterhilfsmittel				
Kunstdarm, brühbar (55)				

Zubereitung

1. Schneiden Sie das Fleisch in kleine Stücke und legen es für ca. 45 Minuten in das Gefrierfach.

2. Lassen Sie das Fleisch getrennt voneinander durch den Fleischwolf mit einer 3 mm Scheibe durch.

3. Bereiten Sie das Wasser mit Salz für das spätere Brühen vor.

4. Das Rinderhack wird nun mit dem Schweinefleisch und den Gewürzen vermischt. Anschließend kommen die Kutterhilfsmittel dazu und werden mit dem Eiswasser in einer Küchenmaschine gut verrührt. (Geben Sie bei diesem Vorgang die Zutaten nach und nach dazu, bis eine klebrige Konsistenz entsteht).

5. Nun füllen Sie das Brät in den Darm, binden nach 30 cm mit Wurstgarn ab und legen die Würste bei 75 Grad Celsius für ca. 60 Minuten in heißes Wasser und brühen durch.

6. Nach dem Brühvorgang schrecken Sie die Wurst in kaltem Wasser ab. Ganz abgekühlt, ist die Leberwurst sofort verzehrfertig.

Guten Appetit.

Regensburger Würstchen

Zutaten

		Vorher	Zeit	Stufe
		-	3 Std.	schwer

mageres Schweinefleisch	500 g
Schweinebacken	200 g
Rindfleisch	300 g
Eiswasser	150 ml
Pökelsalz	23 g
Pfeffer	3 g
Muskat	2 g
Majoran	2 g
Kardamom	¼ TL
Etwas Flüssigwürze	
Knoblauchpulver	¼ TL
Zwiebelpulver	6 g
Kutterhilfsmittel	3 g
Schweinedarm	30/32

Zubereitung

1. Kühlen Sie das in kleine Stücke geschnittene Fleisch in einem Behälter für 45 Minuten im Gefrierfach.

2. Danach vermischen Sie das Fleisch mit dem Salz und lassen es durch den Fleischwolf mit der größten Scheibe.

3. Legen Sie das Fleisch zurück in den Kühlschrank und lassen es einen Tag im Kühlschrank ruhen.

4. Nach der Ruhezeit geben Sie alle restlichen Gewürze zum gehackten Fleisch und verrühren es in der Küchenmaschine gut. Geben Sie dabei nach und nach das Eiswasser dazu.

5. Nun wird der Schweinedarm auf den Füller gezogen und die Würste werden befüllt. Drehen Sie nach ca. 15 cm erst nach links und dann nach rechts ab.

6. Hängen Sie die Würste für 1 Tag an einem trockenen kühlen Ort auf zum Trocknen auf.

7. Nun kommen die Würste für ca. 6 Stunden in den Räucherofen bei maximal 25 Grad.

8. Falls die Würste nicht die gewünschte Farbe haben, können Sie den Räuchervorgang auch wiederholen.

9. Danach werden die Regensburger noch bei 70 Grad für ca. 45 Minuten gebrüht und danach kalt abgeschreckt.

Regensburger schmecken kalt, warm oder auch gebraten.

Geräuchert Würste

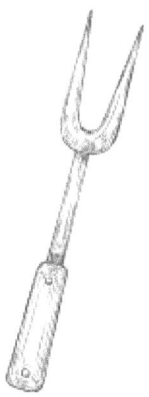

Bockwurst geräuchert

Zutaten für 2 kg

		Vorher	Zeit	Stufe
		1 Std.	1,5 Std.	einfach

Schweinebauch	700 g
Schweinenacken	1 kg
Eiswasser	300 ml
gepökeltes Salz	30 g
Zwiebelpulver	10 g
Muskat	2 g
Koriander	2 g
Knoblauchpulver	5 g
Pfeffer gemahlen.	4 g
Schweinedarm	28/30

Zubereitung

1. Entfernen Sie die Sehnen von dem Fleisch und schneiden es in kleine Stücke. Legen Sie das Fleisch auf ein Backblech und stellen es in das Gefrierfach, um es gut zu kühlen.

2. Nach ca. 40 Minuten können Sie das Fleisch durch den Fleischwolf drehen und nochmals kühl stellen.

3. Zur Zubereitung benötigen wir einen Kutter.

4. Erst wird das magere Fleisch und danach das Bauchfleisch in den Kutter gegeben. Schütten Sie das Eiswasser und die Gewürze nach und nach dazu. Geben Sie nach und nach die Gewürze und das Eiswasser dazu. Das Ganze solange durch den Kutter laufen lassen, bis die Masse homogen wird.

5. Das Brät sollte dabei nicht höher als 12 Grad Celsius erhalten.

6. Füllen sie nun das Brät in den Darm und drehen Würste von der ca. 12 – 15 cm ab.

7. Hängen Sie die Würste in den Räucherofen und lassen sie ca. 15 Minuten lang trocknen.

8. Wenn sie trocken sind, wird heiß geräuchert bei 70 Grad Celsius. Der Räuchervorgang dauert ungefähr 1 Stunde.

9. Danach werden die Würste für bei ca. 80 Grad Celsius im vorbereiteten Salzwasser bei einer Temperatur von 80 Grad ca. 20 Minuten gebrüht und danach mit kaltem Wasser abgeschreckt.

10. Sie können die geräucherte Bockwurst sofort verzehren, bekommen aber nach 1 – 2 Tagen ein besseres Aroma.

Guten Appetit.

Frankfurter

Zutaten

		Nachher	Zeit	Stufe
Kalbfleisch	125 g	2-3 Tage.	1 Std.	einfach
Schweinefleisch mager, ohne Sehnen	500 g			
Nacken und Brustspeck	375 g			
Salz	22 g			
Salpeter	½ g			
Rohrzucker	2 g			
Paprika	¼ g			
Macis	1 g			
Pfeffer, weiß	2 g			
Eiswasser	350 ml			
Naturdarm	26/28			

Zubereitung

1. Legen Sie das in Stücke geschnittene Fleisch für 45 Minuten in das Gefrierfach. Nach der Abkühlung geben sie die Stücke in den Fleischwolf mit einer 3 mm Scheibenöffnung.

2. Nun kommt das durchgelassene Fleisch zusammen mit allen Gewürzen in die Küchenmaschine und wird. Schütten Sie immer etwas Eiswasser dazu, solange bis ein homogenes Brät entsteht.

3. Nun kommt das Brät in den Füller und wird in den Naturdarm eingefüllt. Drehen Sie die Würste paarweise ab und hängen sie für ca. 2 Tage zum Trocknen und Umröten auf.

4. Danach kommen sie in den Räucherofen mit einer Temperatur von ca. 30 Grad für 3 Stunden, bis sich der Darm zart und trocken anfühlt. Nun wird für eine stärkere Rauchentwicklung Sägemehl oder Hobelspäne aufgelegt und weitere 30 Minuten weiter geräuchert.

Rindswurst

Zutaten

		Vorher	Zeit	Stufe
mageres Rindfleisch	1250 g	1 Std.	3 Std.	mittel
Mineralwasser	225 ml			
Pökelsalz	30 g			
Knoblauchpulver	1 g			
getrocknete Zitronenschale geriebene Pfeffer	1 TL			
	4 g			
Senfpulver	3 g			
Koriander	1 TL			
Paprikapulver süß.	1 TL			
Kümmelpulver	½ TL			
Zwieback-Pulver	1 TL			
Kutterhilfsmittel	4 g			
Schweinedünndarm	28/30 mm			

Zubereitung

1. Geben Sie das geschnittene Fleisch auf ein Backblech und legen es in das Gefrierfach, um es gut abzukühlen.

2. Nun wird das Fleisch mit den Gewürzen vermischt und in den Fleischwolf mit einer großen Scheibe gegeben. Geben Sie das Mineralwasser dazu und lassen es noch einmal durch den Fleischwolf mit 3 mm.

3. Vermischen Sie die Masse noch einem sehr gut und geben sie diese in den Füller. Benutzen Sie den Schweinedünndarm.

4. Lassen Sie die Würste einen Tag ruhen und geben sie dann in den Räucherofen und räuchert sie kalt für ca. 2 Stunden.

5. Brühen Sie nach dem Räuchern die Würste in 80 Grad heißem Wasser für ca. eine halbe Stunde.

6. Nun werden die Würste im kalten Wasser abgeschreckt.

7. Sie können die Würste in heißem Wasser erhitzen, braten oder grillen.

Krakauer Würste

Zusätzlich 1 Stunde Räuchern + 1 Stunde Kochen

Zutaten

		Vorher	Zeit	Stufe
Schweine-Rückenfleisch	800 g	30 Min.	30 Min.	mittel
Rindfleisch-Abschnitte	100 g			
Speck	100 g			
Pökelsalz	22 g			
Paprikapulver süß.	1 g			
Paprikapulver scharf	1 g			
Pfeffer	3 g			
Knoblauchpulver	1,5 g			
Schweinedarmhüllen	28 mm			

Zubereitung

1. Stellen Sie das Fleisch für ca. 30 Minuten in das Gefrierfach.

2. Nun wird das Fleisch mit dem Speck vermischt. Geben Sie anschließend die Masse in den Fleischwolf mit 5–6 mm Scheibe. Verkneten Sie anschließend die Masse gut durch und füllen Sie in räucherbare Därme.

3. Nach einem Tag Umröten im Kühlschrank geben Sie die Wurst in den Räucherofen bei 60 Grad Celsius. Nach dem Räuchern brühen Sie die Wurst bei ca. 75 – 80 Grad Celsius für ca. eine Stunde.

Lassen sie die Würste abkühlen und räuchern Sie die Wurst anschließend noch einmal für 12 Stunden kalt.

Krakauer Spezial

Zutaten

		Vorher	Zeit	Stufe
Schweinefleisch	500 g	-	4 Std.	mittel
Rindfleisch, mager	500 g			
Pökelsalz	38 g			
schwarzer Pfeffer, gemahlen	2 EL			
Knoblauchzehe, gerieben	1			
Kümmel	1 TL			
Schweinebauch	250 g			
Naturdarm	36/38			

Zubereitung

1. Schneiden Sie alle Fleischstücke in kleine Würfel und geben Sie es für ca. 45 Minuten in das Gefrierfach.

2. Anschließend kommt das Fleisch in den Fleischwolf und wird mit einer 4,5 mm Scheibe durchgelassen.

3. Vermischen Sie nun alle Gewürze mit dem Brät für mehrere Minuten. Es sollte eine bindende Masse entstehen.

4. Nun kommt der Füller zum Einsatz. Binden Sie das Ende des Naturdarms ab und füllen Sie das Brät ein. Nach ca. 30 cm werden die Würste mit einer Küchenschnur abgebunden. Hängen Sie die Würste bei Zimmertemperatur für 2 Tage auf.

5. Geben Sie die Würste in den Räucherofen bei 50 Grad ohne Rauch zum Vorwärmen für ca. 1 Stunde.

6. Danach kommt der Rauch hinzu, die Temperatur sollte 70 Grad betragen und der Vorgang 1,5 Stunden.

7. Die Würste kommen nun aus dem Räucherofen und werden für 45 Minuten in 80 Grad heißes Wasser für ca. 45 Minuten zum Brühen eingelegt. Danach werden sie im kalten Wasser abgeschreckt.

8. Die Krakauer auskühlen lassen und für einen Tag in den Kühlschrank legen.

Danach sind die Würste verzehrfertig.

Bauern-Knoblauchwurst

Zutaten

		Nachher	Zeit	Stufe
Schweineschulter ohne Schwarte	850 g	10 Tage	1 Std.	mittel
Rückenspeck	150 g			
Salz	8 g			
Pökelsalz	9 g			
Pfeffer, weiß, gemahlen	4 g			
Knoblauch	6 g			
Traubenzucker	1 g			
Paprika, süß	1,5 g			
rosenscharf	0,5 g			
Bratwurstdarm	30/32			

Zubereitung

1. Schneiden Sie das Fleisch in kleine Stücke und gib es zum Abkühlen für 45 Minuten ins Gefrierfach.

2. Schneiden Sie den Knoblauch in kleine Stücke und zerdrücken ihn mit etwas Salz zu einer Paste.

3. Vermischen Sie nach der Gefrierzeit das Fleisch mit allen Gewürzen und kneten so lange, bis eine homogene Masse entsteht für ca. 5 – 7 Minuten.

4. Geben Sie nun den Darm auf den Füller und drehen Sie die Würste auf die gewünschte Länge ab. Achten Sie darauf, dass die Würste stramm gefüllt sind.

5. Hängen Sie die Würste nun an einem kühlen Ort für 2 Tage zum Trocknen und Umröten auf.

6. Nach der Trockenzeit kommt die Knoblauch-Wurst in den Räucherofen und wird für 8 Stunden bei 25 Grad kalt geräuchert. Wiederholen Sie Vorgang mindestens 3-mal mit jeweils einem Tag Pause.

7. Nach der Räucherzeit sollten die Würste noch 5 – 7 Tage reifen (dörren). Wer es sehr knackig mag, kann die Würste auch 10 Tage ruhen lassen.

Paprikawurst geräuchert

Nachbereitungszeit: 8 Tage

Zutaten

		Vorher	Zeit	Stufe
Schweinehackfleisch	400 g	1 Std.	45 Min.	mittel
Rinderhackfleisch	300 g			
Schweinebauch	300 g			
Pfeffer, schwarz, gemahlen	½ TL			
Salz (Nitritpökelsalz)	10 g			
Meersalz	10 g			
Paprikapulver, süß	5 TL			
Paprikapulver, scharf	1 TL			
Rosenzucker	½ TL			
Knoblauchpulver	½ TL			
Kümmelpulver	½ TL			
Schweinedünndarm	28/30			

Zubereitung

1. Schneiden Sie den Schweinebauch in kleine Stücke, legen diese auf ein Backblech in das Gefrierfach und lassen ihn 1 Stunde anfrieren.

2. Geben Sie das abgekühlte Bauchfleisch in den Fleischwolf mit einer 6 mm Öffnung.

3. Nun wird das Hackfleisch mit dem Bauchfleisch vermischt, geben Sei die Gewürze dazu und kneten Sie so lange, bis eine homogene Masse entsteht, die bindet.

4. Wässern Sie den Darm bei 40 Grad Celsius für ein paar Minuten. Er sollte weich sein, damit er beim Befüllen nicht reißt.

5. Binden Sie den Darm am Ende zu, streifen ihn auf den Füller und lassen die Wurstmasse langsam in den Darm.

6. Nach ca. 12 cm drehen Sie die Würste ab. Drucken Sie dabei mit dem Daumen und Zeigefinger ab und drehen sie erste Wurst nach rechts ab, die nächste nach links usw.

7. Hänge Sie die Würste anschließend auf, es eignet sich dazu ein Besenstiel und lasse sie über Nacht ruhen.

8. Nach der Ruhezeit kommen die Paprikawürste in den Räucherofen, bei ca. 25 Grad für ca. 7 Stunden bei 25–30 Grad.

9. Anschließend müssen die Würste noch austrocknen, 7 Tage sind dafür ausreichend. Wer die Würste gerne etwas härter hat, kann sie auch länger trocknen. Sie sollten dafür in einem kühlen Raum aufgehängt werden.

Die Würste können natürlich eingefroren werden.

Geräucherte Knacker

Zutaten

		Nachher	Zeit	Stufe
Schweinefleisch	750 g	5 Wochen	1 Std.	mittel
Schweinebauch	250 g			
Nitritpökelsalz	35 g			
Knoblauchpulver	10 g			
Paprikapulver	10 g			
Pfeffer, schwarz, gemahlen	5 g			
Majoran	5 g			
Piment	2 g			
Koriander	1 g			
Rohrzucker	1 Prise			

Zubereitung

1. Trennen Sie das Fleisch von Sehnen oder Knochen, falls vorhanden und schneiden es in kleine Stücke.

2. Legen Sie den Darm in Wasser ein und geben Sie das Fleisch zum Kühlen für ca. 45 Minuten in das Gefrierfach. Dadurch lässt es sich besser durchdrehen.

3. Geben Sie nun das Fleisch in den Fleischwolf und wird anschließend mit den Gewürzen gut vermengt und gut durchgeknetet.

4. Sie können dazu eine Küchenmaschine benutzen oder auch mit der Hand verkneten.

5. Wenn Sie die Knacker gerne scharf möchten, dann geben Sie etwas Chilipulver dazu.

6. Nun kommt das Brät in den Wurstfüller und der Darm wird angebracht. Verbinden Sie das Ende und achten Sie beim Einfüllen darauf, dass keine Luft mit eingeschlossen wird.

7. Um das Aufziehen des Darms zu erleichtern, können Sie diesen mit etwas Sonnenblumenöl am Rand einschmieren.

8. Nun muss die Wurst für 2 Tage aufgehängt werden, bestenfalls bei ca. 10 Grad, d.h. das Umröten findet statt.

9. Nach der Reifezeit kommen die Knacker in den Räucherofen und werden ca. sechs Mal für 6 Stunden kalt geräuchert (25 Grad Celsius maximal).

10. Zwischen den Räuchervorgängen sollte immer eine Pause von einem Tag gemacht werden und dabei kühl ruhen.

Nach dem Räuchern müssen die Knacker aufhängt werden und sind nach ca. 4 Wochen durchgetrocknet und genossen werden.

Schinken selbst gemacht – Tipps

Um den Arbeitsvorgang zu erleichtern, sollten sich einige Vorbereitungen treffen, bevor Sie mit der Schinkenherstellung beginnen.

So benötigen Sie:

- Ein großes Holzbrett
- Ein scharfes Fleischmesser
- Einen Mörser oder eine Gewürzmühle
- Wenn möglich eine Waage, die kleinste Gewichte wiegen kann
- Eine Schüssel zum Pökeln

Unterschiedliche Methoden zur Herstellung von Schinken

Bei der Herstellung von Schinken gibt es zwei unterschiedliche Methoden, das Nasspökeln und das Trockenpökeln.

Dies ist wichtig, um die Haltbarkeit des Schinkens herzustellen und den einzigartigen Geschmack zu kreieren.

Beim Nasspökeln wird unterschieden in:

Nasspökeln in Lake (gekocht):

Das Fleisch wird auf die gewünschte Größe zugeschnitten und in ein verschließbares Gefäß gegeben. Die angesetzte, vorher gekochte Lake wird über das Fleisch geschüttet. Das Fleisch sollte davon ganz bedeckt sein. (Die Lake darf nicht heiß über das Fleisch gegossen werden.)

Nach einem gewissen Zeitraum 4–7 Tage wird die Lake abgeschüttet und das Fleisch muss nun 1 – 2 Tage ruhen lassen, damit sich das Salz gleichmäßig verteilt.

Pökeln in Eigenlage:

Dies ist eine mittlerweile nicht mehr gängige Art, da dies vom Vakuum-Pökeln abgelöst wurde.

Das Fleisch wird zugeschnitten und mit Salz und anderen Gewürzen eingerieben werden. Danach kommt es in einen Vakuumbeutel. Es ist wichtig, dass sich kein Sauerstoff mehr im Beutel befindet.

Nun wird es für den erforderlichen Zeitraum kühl aufbewahrt und das Salz entzieht dem Fleisch Flüssigkeit, so entsteht die Lake. Dadurch beginnt der Schinken bereits zu trocknen, obwohl es in der Lake liegt.

Nach der Pökelzeit entnehmen Sie das Fleisch und spülen es unter kaltem Wasser ab. Nach der Trocknungszeit wird zum Räucherprozess übergegangen.

Trockenpökeln:

Schneiden Sie das Fleisch auf die gewünschte Größe zu und reiben es mit der Salz-Gewürzmischung ein. Hängen Sie das Fleisch zum Durchsalzen auf. Nach der Trocken- und Salzzeit geht es ans Räuchern.

Nähere Beschreibungen finden Sie in den folgenden Rezepten.

Welches Fleisch brauchen Sie zur Schinkenherstellung?

Wichtig ist natürlich das Fleisch, das Sie für den Schinken verwenden. Ebenso wichtig ist, wie das Fleisch quer zur Faser geschnitten wird, damit es nicht zäh wird.

Wie anfangs schon erwähnt, ist die Qualität aus abgepacktem Fleisch nicht gewährleistet, da die Tiere aus der Massentierhaltung meist mit Medikamenten und Antibiotika behandelt werden, sowie mit Kraftfutter versorgt werden, um so schnell wie möglich Masse zu bekommen. Daher ist dieses Fleisch nicht nur aus ethischen Gründen zu vermeiden, sondern auch aus Qualitätsgründen. Tiere, die sich nicht bewegen können und nicht artgerecht gehalten werden, haben kein festes und gehaltvolles Fleisch, es ist eher wässrig und hat weniger Geschmack.

Deswegen ist es besonders wichtig, dass Sie sich für Fleisch entscheiden, das aus einer biologischen Tierhaltung stammt. Es lohnt sich also nicht, beim Einkauf des Fleisches zu sparen, da sie eine minderwertige Qualität erhalten.

Notizen:

Geräucherter Schinken

Zutaten

		Nachher	Zeit	Stufe
Nitritpökelsalz	50 g	6 - 8 Wochen	1 Std.	mittel
Traubenzucker	2 g			
weißer Pfeffer	5 g			
schwarzer Pfeffer	5 g			

Optional: Lorbeerblätter, Knoblauch, Wacholderbeeren

Zubereitung

1. Zerkleinern Sie das Fleisch in kleine Stücke und reiben es mit den Gewürzen und dem Salz ein. Achten Sie darauf, dass es auch die Seiten eingerieben werden.

2. Geben Sie das Fleischstück in den Vakuumbeutel, fügen das restliche Salz dazu, saugen die Luft ab und verschweißen den Beutel.

3. Falls es keine Möglichkeit zum Verschweißen gibt, dann legen Sie das Fleisch in eine Wanne.

4. Nun beginnt der Pökelprozess im Kühlschrank, je kg Fleisch rechnet man mit 10 Tagen. Drehen Sie das Fleisch täglich um, damit jeweils eine andere Seite an der Oberfläche liegt.

5. Das Salz dringt nun in das Fleisch ein und zieht das Wasser aus dem Fleisch.

6. Zur gleichen Zeit nimmt das Fleisch eine rötliche Farbe an, die sogenannte Umrötung.

7. Nach den 10 Tagen nehmen Sie das Fleisch aus dem Beutel, spülen es mit kaltem Wasser ab und legen es anschließend für 24 in eine Wanne mit kaltem Wasser und wechseln in dieser Zeit das Wasser 3-mal.

8. Danach kommt das Fleisch aus der Flüssigkeit wieder für 1 – 2 Tage zurück in den Kühlschrank.

9. Nun beginnt der Räucherprozess mit einer Temperatur von 25 Grad Celsius. Räuchern Sie den Schinken ca. 4- 6 Stunden und wiederholen den Vorgang 4 -6 Mal. Geben Sie dem Fleisch dabei einen Tag Ruhezeit. Die Schwarte sollte eine goldgelbe Farbe erreichen.

10. Nun müssen Sie den Schinken lediglich austrocknen lassen und vier bis sechs Wochen aufgehängt ausreifen lassen.

Ihr selbst gemachter Schinken ist nun fertig. Viel Spaß und guten Appetit.

Gewürzschinken

Zutaten

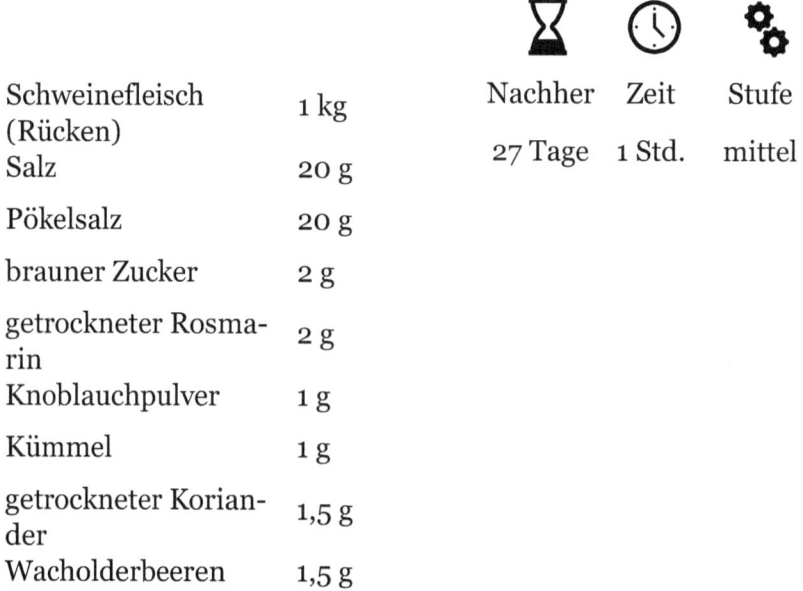

		Nachher	Zeit	Stufe
Schweinefleisch (Rücken)	1 kg	27 Tage	1 Std.	mittel
Salz	20 g			
Pökelsalz	20 g			
brauner Zucker	2 g			
getrockneter Rosmarin	2 g			
Knoblauchpulver	1 g			
Kümmel	1 g			
getrockneter Koriander	1,5 g			
Wacholderbeeren	1,5 g			

Zubereitung

1. Vermischen Sie alle Gewürze miteinander und reiben Sie das Fleisch gut damit ein und geben es anschließend in einen Gefrierbeutel.

2. Damit das Fleisch gut gepökelt werden kann, versuchen Sie die Lust aus dem Beutel herauszupressen und verschließen Sie den Beutel gut.

3. Nun muss das Fleisch 2 Wochen kühl aufbewahrt werden. Nehmen Sie das Fleisch täglich aus dem Kühlschrank und kneten es durch den Beutel etwas durch.

4. Wenn 14 Tage vergangen sind, geben Sie das Fleisch in eine Schüssel mit Wasser und drehen es hin und her.

5. Trocknen sie es anschließend mit einem Tuch ab und hängen es in einen kühlen Raum mit ca. 15 Grad Celsius für einige Tage zum Trocknen auf.

6. Nun muss der Schinken für 3 Tage geräuchert werden. Dazu kommt er in den Räucherofen für täglich ca. 6 Stunden bei ca. 20 – 25 Grad.

7. Als Minimum werden 10 Tage in Vakuumtüten benötigt.

Als Belohnung für die lange Wartezeit schneiden Sie den Schinken in dünne Scheiben und genießen Sie den wunderbaren Geschmack. Guten Appetit.

Kaltgeräucherter Tiroler Speck

Zutaten

		Nachher	Zeit	Stufe
Schweineschulter	1 kg	4 - 6 Wochen	1 Std.	mittel
Nitritpökelsalz	40 g			
Rohrzucker	3 g			
Traubenzucker	2 g			
gemahlene Wacholderbeeren	5			
Knoblauchpulver	2 g			
Koriander	1 g			
Lorbeerblatt	1			

Zubereitung

1. Entfernen Sie alle Knochen und Knorpel vom Fleisch und reiben es gut mit den Gewürzen ein.

2. Der Schinken wird in Eigenlake gepökelt, d. h. in einem geeigneten Gefäß aufgeschichtet.

3. Nach 3 Tagen (bitte einmal täglich das Fleisch wenden) wird das gepökelte Fleisch mit Wasser aufgefüllt, bis es bedeckt ist und für weitere 14 Tage im Gefäß belassen.

4. Nach dem Pökeln waschen Sie das Fleisch unter fließendem Wasser gut ab und hängen es in den Räucherschrank.

5. Nach 24 Stunden Trocknungszeit beginnt der Räuchervorgang.

6. Wichtig ist, zwischen den Räuchervorgängen eine Pause von 12 Stunden zu machen.

7. Machen Sie 5 Räuchervorgänge mit nicht mehr als 25 Grad Celsius und halten die Sie die Pausen ein.

Der Schinken sollte eine goldbraune Farbe haben. Um dem Geschmack zu verbessern, können Sie den Tiroler Speck noch ca. 4 - 6 Wochen zur Reifung aufhängen. Dadurch entsteht eine dunkle Farbe und seinen eigenen mürben Geschmack.

Coppa

Zutaten

Schweinenackenstück	1 kg	Nachher	Zeit	Stufe
Pökelsalz	30 g	7 Wochen	1 Std.	mittel
Lorbeerblätter	2			
Rohrzucker	3 g			
grüner Pfeffer, gemahlen	3 g			
Kümmel, gemahlen	3 g			
Piment, gemahlen	1 g			
Muskat, gemahlen	1 g			
Zimt, gemahlen	½ g			
Nelke, gemahlen	1			
Honig	1 TL			
Weißwein	200 ml			
Rinderbutte (aus dem Fachhandel)	1			
Bratennetz und Bratenschnur				
Gefrierbeutel				

Zubereitung

1. Entfernen Sie alle Knorpel und Knochen von dem Fleischstück und wälzen Sie es in der Gewürzmischung.

2. Geben Sie nun das Fleisch in einen Gefrierbeutel, abgefallenes Gewürz mit hineinschütten und verschließen Sie diesen luftdicht.

3. Jetzt muss das Fleisch in den Kühlschrank und für ca. 6 Tage pökeln. Wenden Sie den Schinken täglich und kneten den Beutel etwas durch.

4. Nach der Pökelzeit holen Sie das Fleischstück aus dem Beutel und legen es für ca. 2 Stunden in kaltes Wasser ein, tupfen es anschließend trocken und lassen es für 5 Tage aufgehängt bei Raumtemperatur austrocknen.

5. Achten Sie darauf, dass Sie eine Auffangschale unter das Fleisch legen, um austretende Flüssigkeit aufzufangen.

6. Bevor Sie die Rinderbutte verwenden, muss diese für 24 Stunden in Salzlake eingeweicht werden (ca. 10 Gramm Pökelsalz, je nach Größe).

7. Legen Sie nun ein Handtuch in eine Schüssel und schütten den Wein darüber. Wickeln Sie das Fleisch in das getränkte Handtuch ein und lassen es im Kühlschrank ca. 4 -5 Stunden ziehen und drehen es alle Stunde einmal um.

8. Nun wird die Rinderbutte gespült und das zuvor abgetrocknete Fleisch hingeschoben. Schieben Sie gut nach und verschließen Sie das Ende mit einer Bratenschnur. Binden Sie den Schinken nun mit einer Bratenschnur ab oder verwenden Sie einfacherweise ein Bratennetz.

9. Nun muss die Coppa reifen und wird dazu an einen kühlen Ort bei ca. 17 Grad und 70 % Luftfeuchtigkeit gelagert. Wenden Sie in den ersten zwei Wochen täglich einmal und lassen sie für weitere 2 – 3 ausreifen. Wenn die gewünschte Härte erreicht ist, können Sie die leckere Spezialität anschneiden und genießen.

Lachsschinken

Zutaten

		Nachher	Zeit	Stufe
Schweinerücken	1 kg	4 Wochen	1,5 Std.	einfach
Pökelsalz	30 g			
brauner Zucker	2 g			
Thymian	1 g			
Piment	1 g			
Knoblauchgranulat	1 g			
gemahlener Koriander	1 g			
Pfeffer	2 g			

Zubereitung

1. Entfernen Sie von dem Rückstück überschüssiges Fett (auch die Fettauflage) und Sehnen und teilen Sie es nach Wunsch in Stücke.

2. Vermischen Sie alle Gewürze gut miteinander und reiben Sie die Fleischstücke damit ein. Geben Sie alles zusammen in einen Vakuumbeutel und verschließen diesen luftdicht.

3. Geben sie diese nun in den Kühlschrank und lassen die Beutel ca. 10 – 12 Tage pökeln. Wenden Sie die Beutel alle Tage einmal und kneten sie leicht durch.

4. Nach der Pökelzeit nehmen Sie die Fleischstücke aus dem Beutel und spülen sie gründlich unter kaltem Wasser ab. Anschließend mit Küchenpapier gut trocknen.

5. Der Schinken wird nun an einem kühlen Ort für ca. 4 – 5 Tage aufgehängt. (Falls Sie keinen Keller haben, können sie dafür auch den Kühlschrank verwenden).

6. Nach dem Durchbrennen wird der Schinken kalt geräuchert. Die Temperatur dazu darf 25 Grad nicht überschreiten. Je niedriger die Temperatur, desto besser die Qualität. Dies sollte täglich 12 Stunden geschehen und über eine Woche lang durchgeführt werden.

7. Nach dem Räuchern hängen Sie den Schinken noch 3 – 4 Wochen auf und können ihn dann genießen.

Wacholderschinken

Zutaten

Schweinefleisch (Rücken)	1 kg	Nachher	Zeit	Stufe
Nitritpökelsalz	40 g	3 Wochen	1,5 Std.	mittel
Knoblauchpulver	1 g			
Pfefferkörner (bunt)	2 g			
brauner Zucker	3 g			
Wacholderbeeren	25			

Zubereitung

1. Schneiden Sie das Fleisch in gewünschte Stückgrößen, waschen es kurz mit kaltem Wasser und legen es trockengetupft zur Seite.

2. Nehmen Sie einen Mörser und zermahlen die Pfefferkörner und die Wacholderbeeren.

3. Vermischen Sie alle Gewürze miteinander und reiben das Fleisch damit ein. Achten Sie darauf, dass keine Stelle frei bleibt.

4. Geben Sie die Fleischstücke in einen Vakuumbeutel, verschließen diesen luftdicht und geben ihn in den Kühlschrank.

5. Lassen Sie die Beutel 14 Tage im Kühlschrank ruhen und wenden und kneten Sie die Beutel täglich einmal.

6. Spülen Sie das Fleisch unter fließendem Wasser und beseitigen sie die Reste der Gewürze. Anschließend müssen die Fleischstücke in eine Schüssel mit Wasser, soviel, dass das es damit bedeckt ist.

7. Wenn Sie einen milden Geschmack haben wollen, lassen Sie den Schinken länger als 3 Stunden im Wasser. Wer es knackiger haben möchte, kann es schon nach 2,5 Stunden herausnehmen.

8. Nun wird der Schinken nochmals abgespült und trocken getupft.

9. Hängen Sie die Stücke für weitere 2 Tage in einem kühlen Raum. Sie können einen Haken oder eine Schnur dafür verwenden.

10. Bohren Sie mit einer Fleischnadel ein Loch in den oberen Rand des Fleischstückes, alternativ können Sie auch ein Schaschlik Stäbchen oder Ähnliches verwenden

11. Nach den 2 Tagen kommt der Schinken für 12 Stunden in den Räucherofen. Machen Sie eine 8-stündige Pause, bis Sie mit dem nächsten Rauchgang weitermachen. 3 Räuchergänge sollten mindestens gemacht werden.

12. Achten Sie stets darauf, dass beim Kalträuchern die Temperatur nicht höher als 25 Grad betragen soll.

13. Nun können Sie den Schinken wieder aufhängen und ausreifen lassen.

14. Je länger er ausreift, desto knackiger und fester wird er.

Guten Appetit.

Speck geräuchert

Zutaten

Schweinebauch mit Speckschwarte	1 kg	Nachher	Zeit	Stufe
Nitrit-Pökelsalz	40 g	4 Wochen	1,5 Std.	mittel
Zucker	5 g			
Koriander	½ TL			
Wacholderbeeren	1 ½ TL			
schwarzer Pfeffer	3 g			
Senfkörner	1 g			
getrocknete Lorbeerblätter	2			
Knoblauchgranulat	2 g			
Etwas Nelkenpulver				

Zubereitung

1. Geben Sie die Gewürze in einen Mixer und mixen diese gut durch, bis ein Pulver entstanden ist.

2. Mischen Sie das Pulver mit dem Nitrit-Pökelsalz.

3. Achten Sie bei der Wahl des Fleisches darauf, dass keine Knochen vorhanden sind. Entferne Sie die Schwarte nicht.

4. Reiben Sie nun das Schweinestück mit den Gewürzen ein und füllen das Stück in einen Vakuumbeutel. Dieser luftdicht verschlossen und wird für eine Woche in den Kühlschrank gelegt. Wenden und kneten Sie den Beutel täglich, damit das Fleisch gut durchgepökelt wird.

5. Nach 7 Tagen öffnen Sie den Beutel, gießen die Restflüssigkeit ab und lassen den Schweinebauch weitere 3 Tage im Kühlschrank reifen.

6. Waschen Sie das Fleisch unter fließendem Wasser ab und legen es zurück in die Schüssel. Geben Sie so viel Wasser dazu, dass das Fleisch bedeckt ist, und lassen es 45 Minuten ziehen. Dies entzieht dem Speck den Salzgeschmack.

7. Anschließend tupfen Sie das Fleischstück mit Küchenpapier trocken und hängen es an einem kühlen Ort auf.

8. Benutzen Sie dazu einen Haken oder eine Schnur.

9. Nach 3 – 4 Tagen beginnt das kalte Räuchern. Die Temperatur sollte dabei nicht mehr als 25 Grad Celsius betragen.

10. Räuchern Sie jeweils 5 Stunden alle 2 Tage. Insgesamt muss 5-mal geräuchert werden. An den Pausetagen hängen Sie den Speck wieder zurück an einen kühlen Ort, wie einen Keller oder falls nicht vorhanden, in den Kühlschrank.

11. Wenn Sie einen intensiveren Rauchgeschmack haben möchten, können Sie auch länger als 5-mal räuchern.

12. Wenn alle Vorgänge abgeschlossen sind, lassen Sie den Speck noch einen Tag ruhen, bevor Sie ihn verzehren.

Wurst aus Wild

Wildfleisch hat einen eigenen besonderen Geschmack, so auch die daraus hergestellte Wurst. Wildfleisch hat viele Vorteile, da es ein reines Naturprodukt darstellt, keine zugesetzten Substanzen, sowie wenig Fett enthält. Ebenso ist leicht verdaulich und enthält mehr Protein als herkömmliches Fleisch. Wichtig ist, dass Sie frisches Fleisch verwenden. Vorteilhaft dazu ist, das Fleisch direkt beim Jäger zu kaufen.

Da Wild sehr mager ist, wird zur Wurstherstellung meist ein Teil Schweinefleisch zugegeben, um den Fettgehalt zu erhöhen.

Notizen:

Wild Salami

Zutaten

		Nachher	Zeit	Stufe
Wildfleisch	800 g	3 – 4 Wochen	1,5 Std.	mittel
Schweinefleisch	200 g			
Salz	28 g			
schwarzer Pfeffer	½ TL			
gemahlener Paprika, scharf	½ TL			
Kümmel	½ TL			
Eine Prise Muskat, Piment und geschroteter Koriander				
Zucker	5 g			
Naturdarm	26/28			

Zubereitung

1. Schneiden Sie das Fleisch in kleine Stücke und legen es in einer Schale für eine Stunde ins Gefrierfach. So lässt es sich leichter durch den Fleischwolf drehen.

2. Wolfen Sie anschließend mit einer 6 mm Öffnung, geben Sie alle Gewürze dazu und vermengen alles gut mit einer Küchenmaschine miteinander.

3. Geben Sie nun die Wurstmasse in den Füller und benutzen zum Abfüllen der Würste mit Rohwursthüllen 26 mm. Binden

Sie die Wurst mit einer Wurstschnur ab. Traditionell haben die Würste eine Länge von ca. 30 cm und werden gebogen zusammengebunden.

4. Hängen Sie die Würste 2–3 Tage auf. Wer die Salami gerne etwas härter hat, lässt die Wurst etwas länger trocknen. (Umröten)

5. Nun beginnt der Räuchervorgang. Dieser kann je nach Geschmack mit 3 – 5 Räuchergängen stattfinden, zu je 8 Stunden. Machen Sie nach jedem Vorgang eine Pause zum Ablüften der Wurst für 12 Stunden.

6. Nun muss die Salami noch aufgehängt werden und in diesem letzten Schritt ausreifen. Dafür eignet sich ein luftiger Ort. Die Aushängezeit sollte ca. 2 – 4 Wochen betragen, dies hängt von der gewünschten Konsistenz ab.

Rehbratwurst

Zutaten

		Vorher	Zeit	Stufe
Rehfleisch Schulter	750 g	-	4 Std.	einfach
grüner Speck	250 g			
Pilze getrocknet (Steinpilze)	10 g			
Rosmarin	1 Zweig			
Salz	16 g			
Milch (3,5 %)	50 ml			
Pfeffer, schwarz, gemahlen	2 g			
gemahlener Piment	1 g			
Schweinedarm 26/28	2 Meter			

Zubereitung

1. Wässern Sie den Darm 30 Grad Celsius warmes Wasser für ca. 2 Stunden ein.

2. In der Zwischenzeit entfernen Sie Sehnen aus dem Rehfleisch und spülen es unter fließendem Wasser. Schneiden Sie das Fleisch und den Speck in kleine Würfel und legen es mit einem geeigneten Behälter für ca. 45 Minuten in das Gefrierfach.

3. Schneiden Sie in der Zwischenzeit den Rosmarin und hacken diese fein. Hacken oder mixen Sie die Steinpilze.

4. Nach der Gefrierzeit vermischen Sie das Fleisch mit dem Salz und geben es in den Fleischwolf mit einer 4 mm Scheibe. Danach kommt die Masse in die Küchenmaschine mit Knethaken und mischen ca. 8 Minuten gut durch.

5. Kneten Sie die Milch, Pfeffer, Piment, Rosmarin und Pilze dazu.

6. Befestigen Sie den Darm an den Füller und füllen langsam die Würste auf eine Größe von ca. 15 cm auf.

7. Danach sollten die Würste ca. 2 Stunden ruhen.

Bratwürste schmecken am besten gegrillt.

Wild-Leberwurst

Zutaten

		Vorher	Zeit	Stufe
Wildfleisch	500 g	-	3 Std.	einfach
Leberpastete	500 g			
Schweinebauch mit Schwarte	500 g			
kleine Sellerieknolle	1			
Karotte	1			
Knoblauchzehen	2			
Zwiebel	1			
Butter	1 TL			
Salz	30 g			
Pfeffer, schwarz gemahlen	1 EL			
Majoran	1 EL			
Kochbrühe	200 ml			

Zubereitung

1. Kochen Sie das Fleisch mit dem Sellerie für ca. 2 Stunden in heißem Wasser.

2. Zerkleinern Sie die Zwiebel und den Knoblauch fein und dünnsten ihn mit Butter glasig.

3. Zerkleinern Sie das Fleisch und geben Sie es in den Fleischwolf mit einer 4,5 mm Öffnung.

4. Kneten Sie nun das Fleisch mit den Gewürzen, der Kochbrühe und Zwiebel-Knoblauch-Mischung gut durch.

5. Anschließend wird die Wild-Leberwurst in verschließbare Gläser gefüllt und 1 Stunde bei 80 Grad Celsius für eine Stunde eingekocht.

Die Gläser abkühlen lassen und im Kühlschrank aufbewahren.

Wildschwein-Knacker

Zutaten

Bauchspeck vom Wildschwein (ohne Schwarte)	700 g	Nachher	Zeit	Stufe
Wildschwein	300 g	8 Tage.	45 Min.	einfach
Pökelsalz	26 g			
Pfeffer, schwarz, gemahlen	3 g			
Koriander, gemahlen	1 Prise			
Wacholder, gemahlen	1 Prise			
grüne Pfefferkörner	1 EL			
Traubenzucker	3 g			
Schweinedarm natur	28/30			

Zubereitung

1. Schneiden sie das Fleisch in kleine Stücke und legen es für ca. 45 Minuten in das Gefrierfach, damit es gut heruntergekühlt.

2. Nach der Gefrierzeit geben Sie alles in den Fleischwolf mit einer 4 mm Scheibe.

3. Kneten Sie nun alle Gewürze in die Masse ein, bis eine bindende Konsistenz entstanden ist.

4. Nun kommt der Naturdarm auf den Füller und die Wurst wird eingefüllt. Drehen, sie die Würste einmal nach links, dann nach rechts, bei ca. 15 cm ab.

5. Nun müssen die Würste bei Raumtemperatur für 2 Tage an einem dunklen Ort getrocknet werden. Dabei entsteht die Umrötung.

6. Nach der Trocknungszeit werden die Würste nun kalt geräuchert. Räuchern Sie mindestens 3-mal für 12 Stunden mit 12 Stunden Pause.

7. Hängen Sie die Würste für 3 Tage bei ca. 15 Grad an einem dunklen Ort auf. Je nach Festigkeit können die Würste auch länger nachreifen.

Wildschweinschinken

Zutaten

Hinterschinken vom Wildschwein	1 kg	Vorher	Zeit	Stufe
Pökelsalz	36 g	-	2 Std.	mittel
Zucker	2 g			
Pfeffer, schwarz, gemahlen	5 g			
Knoblauchpulver	2 g			
Wacholderbeeren	2 g			
Nelkenpulver	½ g			
Rosmarin	2 g			
Rum zum Einreiben	1 TL			

Zubereitung

1. Im ersten Schritt wird das Fleisch mit dem Rum gut eingerieben und danach für eine Stunde in den Kühlschrank gelegt.

2. Mischen Sie alle Zutaten und reiben Sie den Schinken damit ein.

3. Geben Sie das Stück nun in einen Vakuumbeutel und verschließen ihn luftdicht.

4. Lassen Sie den Schinken an einem kühlen Ort für 3 Wochen ruhen und wenden ihn einmal täglich.

5. Nach dem Pökeln waschen Sie Fleisch gut ab und reiben es erneut mit Rum ein und lassen es für 2 Tage trocknen.

6. Nach der Trockenzeit wird der Schinken bei ca. 20 Grad für 20 Stunden kalt geräuchert und wiederholt diesen Vorgang 6-mal.

7. Nun muss der Schinken weitere 3 Wochen trocknen, bevor sie ihn genießen können.

Sülze

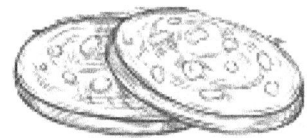

Schweinesülze

Zutaten

Schweinefleisch aus der Schulter oder dem Bauch	1 kg	Vorher	Zeit	Stufe
Wasser	2 Liter	-	3 Std.	mittel
Zwiebeln	2			
Päckchen Suppengrün, tiefgefroren	2			
Lorbeerblätter	2			
Päckchen Gelatine, gemahlen	2			
Pfefferkörner	6			
Essig	250 ml			
Zucker	1 TL			

Zubereitung

1. Geben Sie das Fleisch mit der Zugabe von 2 TL Wasser in einen Topf mit kochendem Wasser. Entfernen Sie den Schaum, der sich beim Kochen entwickelt.

2. Schälen Sie die Zwiebel und schneiden diese in kleine Würfel. Nun kommen das Suppengrün, Lorbeerblätter, Pfefferkörnern und die geschnittene Zwiebel in das Wasser.

3. Lassen Sie das Fleisch ca. 2 Stunden lang garkochen.

4. Entnehmen Sie das Fleisch, lassen es abkühlen und schneiden Sie es in kleine Stücke.

5. Geben Sie den Fleischsud durch ein Sieb in eine Schüssel und messen 700 ml ab, geben den Essig dazu und schmecken mit Salz und Zucker ab.

6. Rühren Sie die Gelatine mit 10 EL kaltem Wasser an und lassen es für 10 Minuten quellen.

7. Erhitzen Sie die Brühe erneut, nehmen den Topf von der Kochplatte und rühren so lange, bis sich alles gelöst hat und geben dann die Fleischwürfel hinzu.

8. Füllen Sie nun die Brühe in Formen und lassen diese in Kühlschrank aushärten.

Danach aus der Form lösen und genießen. Guten Appetit.

Schüssel-Sülze

Zutaten

		Vorher	Zeit	Stufe
Eisbein	850 g	1 Std.	3 Std.	mittel
Schweineschwarte	150 g			
Salz	25 g			
Pfeffer	4 g			
Ingwer	1 g			
Kümmel (im Mörser zermahlen)	1,5 g			
Majoran	2 g			
Knoblauchpulver	2 g			
kleine Zwiebel	1			

Zubereitung

1. Bereiten Sie das Eisbein vor, entfernen Sie die Knochen und reiben es mit dem Salz ein. Legen Sie das Fleisch in eine Schüssel und füllen mit Wasser auf, sodass das Eisbein damit bedeckt ist. Lassen Sie das Fleisch 24 Stunden in der Lake liegen.

2. Nach einem Tag kommt das Fleisch aus der Lake in kochendes Wasser und lässt es ca. 30 Minuten lang kochen.

3. Danach schneiden wir es in kleine Stücke und geben es zusammen mit der Schwarte und der Zwiebel durch den Fleischwolf mit einer 4 mm Scheibe.

4. Geben Sie etwas Kochbrühe über das durchgelassene Brät, fügen die Gewürze dazu und vermengen alles gut miteinander.

5. Schmecken Sie das Brät ab und würzen Sie gegebenenfalls nach.

6. Nun wird die Masse in eine geeignete Backform gegeben und die Oberfläche glattgestrichen.

7. Bei 100 Grad kommt die Schüssel-Sülze nun für 1,5 Stunden in den Backofen und auf 200 Grad für weitere 15 Minuten erhöht. Dadurch entsteht eine knusprige Kruste.

8. Danach holen Sie die Sülze aus dem Ofen, lassen Sie abkühlen und stürzen Sie auf eine geeignete Form und bewahren diese bis zum Verzehr im Kühlschrank auf.

Tipp: Die Schüsselsülze ist auch warm sehr lecker.

Schweinebauch in Aspik

Zutaten

		Vorher	Zeit	Stufe
Schweinebauch	1kg	-	3 Std.	einfach
Pökelsalz	15g			
schwarzer Pfeffer	3 g			
Knoblauchpulver	1 g			
Ingwer	1 g			
Aspik Pulver				
Zwiebelpulver	1 g			
Muskat	0,5g			
Gläser zum Einkochen				

Zubereitung

1. Schneiden Sie den Schweinebauch in breite Streifen, ca. 1 cm breit.

2. Vermischen Sie die Streifen mit den angegebenen Gewürzen.

3. Geben Sie das Fleisch in Gläser und füllen Sie dieses mit Wasser auf. Lassen Sie 2 Fingerspitzen bis zum Verschluss frei, damit genügend Luft beim Kochen bleibt.

4. Fügen Sie 1 Teelöffel Aspik Pulver dazu und verschließen die Gläser.

5. Legen Sie die Gläser in einen Topf mit heißem Wasser und lassen die Gläser ca. 2 Stunden einkochen. Falls eine weichere Konsistenz erwünscht ist, dann lassen Sie die Gläser noch eine weitere halbe Stunde weiterkochen.

6. Nach der Kochzeit nehmen Sie die Gläser aus dem Wasser und lassen sie abkühlen.

Schweinesülze (weiteres Rezept)

Zutaten

		Vorher	Zeit	Stufe
		-	1,5 Std.	schwer

Schweinebacke	1 kg
Karotte	1
Zitrone	1
Zwiebel	1
Lorbeerblatt	1
Wacholderbeeren	10
Piment	1 TL
Pfefferkörner	1 TL
Salz	2 TL
Thymian	1 TL
Weißweinessig	50 ml

Zubereitung

1. Waschen Sie die Schweinebacken und trocknen Sie dies mit Küchenpapier.

2. Entfernen Sie die Schalen der Karotte und zerkleinern sie in kleine Stücke.

3. Schneiden Sie die Zwiebel in 4 Teile, schaben die Schale der vorher heiß gewaschenen Zitrone ab und pressen den Saft aus.

4. Nun kommen das Fleisch, die Zwiebel und die Gewürze in den Schnellkochtopf mit 1 Liter Wasser. (Das Fleisch sollte vom Wasser bedeckt sein).

5. Nun wird eine Stunde bei geschlossenem Topf gegart. Falls Sie keinen Schnellkochtopf besitzen, erhöhen Sie die Kochzeit auf 1,5 Stunden.

6. Nun wird der Topf vom Herd genommen und das Fleisch bleibt noch für weitere 30 Minuten im Wasser zum Durchziehen.

7. Gießen Sie danach die Brühe durch ein Sieb und stellen beides zur Seite.

8. Entfernen Sie nun den Knochen vom Fleisch, schneiden es in kleine Stücke und stellen diese zur Kühlung in den Kühlschrank

9. Heben Sie das erstarrte Fett von der Brühe ab und stellen es ebenfalls in den Kühlschrank.

10. Erhitzen Sie erneut die Flüssigkeit und geben Sie das Fett, Salz, Essig und Zitronensaft dazu.

11. Nun kommt das Fleisch für 10 Minuten zurück in Brühe.

12. Gießen Sie den Inhalt in eine Kastenform und lassen diese für 12 Stunden im Kühlschrank ruhen.

Zum Servieren stürzen Sie die Sülze auf einen Teller und schneiden diese in Scheiben. Guten Appetit.

Geflügelwurst

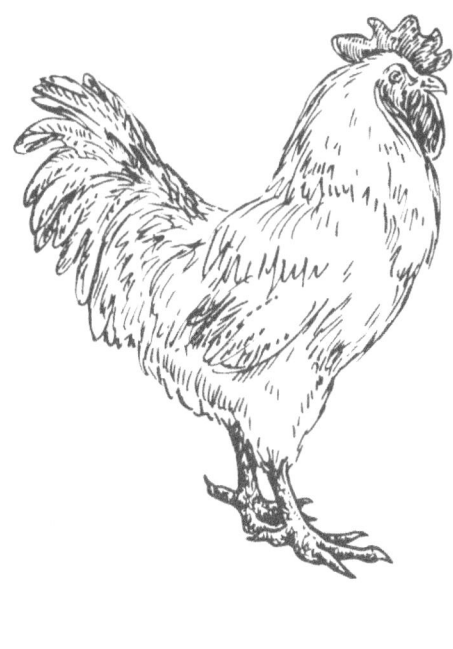

Hühner-Leberpaste

Zutaten

		Vorher	Zeit	Stufe
Rinderfett	300 g			
Große Zwiebel	1	-	2 Std.	einfach
Knoblauch	5			
Bohnenkraut, getrocknet	2			
Rosmarin, getrocknet	1,5 TL			
Thymian, getrocknet	1,5 TL			
Majoran, getrocknet	1,5 EL			
Cognac	2 cl			
Hühnerleber, frisch	900 g			
Gehackte Preiselbeermarmelade	2 EL			
Salz	2 TL			
Pfeffer schwarz	½ TL			

Zubereitung

1. Zerkleinern Sie das Rinderfett und schmelzen es in einer heißen Pfanne.

2. Schneiden Sie die Zwiebel in kleine Würfel, hacken den Knoblauch und rösten beides im Fett an.

3. Geben Sie die Gewürze dazu außer dem Salz, Pfeffer und den Preiselbeeren dazu und rösten weiter, bis die Zwiebel braun ist.

4. Nun fügen Sie die Hühnerleber dazu und löschen mit Cognac ab und braten für 20 Minuten weiter.

5. Nun geben Sie die Masse mit Pfeffer, Salz und die Preiselbeeren in einen Mixer und pürieren fein durch.

6. Zum Schluss wird die Pastete in verschließbare Gläser gefüllt.

7. Sie haben verschiedene Möglichkeiten, die Wurst haltbar zu machen, entweder in einem Dampfgarer oder im Backofen.

8. Wenn Sie einen Dampfgarer besitzen, dann stellen Sie die Gläser für ca. 1 Stunde bei 90 Grad Celsius. Danach müssen die Gläser abgekühlt werden und sind für bis zu einem halben Jahr haltbar.

9. Falls Sie keinen Dampfkocher haben, dann stellen Sie die Gläser in eine Auflaufform, die mit Wasser gefüllt sind. Dabei müssen die Gläser 2/3 mit Wasser bedeckt sein.

10. Heizen Sie den Backofen auf 120 Grad Celsius und stellen die Gläser für ca. 1 Stunde hinein. Danach schalten Sie den Ofen aus uns lassen die Pastete im Ofen abkühlen. Auch auf diese Art ist die Wurst bis zu einem halben Jahr haltbar.

Hähnchen-Bratwurst

Zutaten

		Vorher	Zeit	Stufe
Hähnchenschenkel mit Rückenstück	1,5 kg	-	30 Min.	einfach
Salz	22 g			
weißer Pfeffer, gemahlen	2,5 g			
Chilipulver	1 g			
Macis	0,5 g			
Zitronenpulver	0,5 g			
Naturdarm	24/26			

Zubereitung

1. Lösen Sie die Haut von den Schenkeln und lösen das Fleisch aus. Verwenden Sie dabei auch das Fett.

2. Nun kommt alles in den Fleischwolf mit einer 3 mm Scheibe.

3. Geben Sie anschließend die Gewürze dazu und verkneten alles zu einer klebrigen Masse.

4. Füllen Sie nun das Brät in den Darm und drehen die Würste nach der gewünschten Länge ab.

5. Anschließend eine Stunde ruhen lassen und danach braten, grillen oder einfrieren.

Putendebreziner

Zutaten

Putenfleisch	750 g	Nachher	Zeit	Stufe
Putenfett (ersatzweise Gänsefett)	250 g	3 Tage.	1 Std.	einfach
Pfeffer, schwarz, gemahlen	3 g			
Paprika	13 g			
Knoblauch	7 g			
Salz	21 g			

Zubereitung

1. Schneiden Sie das Putenfleisch und das Fett in kleine Stücke und legen es für 45 Minuten in das Gefrierfach.

2. Das gekühlte Fleisch und der Speck kommen anschließend in den Fleischwolf und werden bei einer 3 mm Scheibe durchgelassen.

3. Geben Sie nun die Gewürze dazu und rühren alles gründlich durch.

4. Füllen Sie das Brät in den Darm und bilden dabei Paare.

5. Lassen Sie die Würste einen Tag an einem kühlen dunklen Ort ruhen

6. Nun kommen die Puten-Debreziner nach der Umrötung in den Kaltrauch bei 25 Grad. Räuchern Sie ca. 7 Stunden, machen 8 Stunden Pause und räuchern erneut.

Viel Spaß beim Nachmachen und Genießen.

Geflügelwurst (Hühnchen)

Zutaten

Hähnchenfleisch	1 kg	Vorher	Zeit	Stufe
Salz	34 g	10 Std.	1,5 Std.	einfach
Pökelsalz	5 g			
Puderzucker	2 TL			
Kartoffelmehl	2 TL			
Gelatine	2 TL			
Pfeffer	7 g			
Knoblauchpulver	3 g			
Eiswasser	250 ml			
Naturdarm oder Kunstdarm (brühfest)	58/60			

Zubereitung

1. Kühlen Sie das Fleisch im Gefrierfach für ca. 45 Minuten herunter und geben es anschließend durch eine 3 mm Scheibe durch den Fleischwolf.

2. Nun wird die Masse in den Darm gefüllt und für 6 Stunden in den Kühlschrank gestellt.

3. Nun kommen die Würste ins Wasser mit 80 Grad Celsius. Lassen Sie die Wurst ca. 1 Stunde lang durchbrühen.

4. Stellen Sie die Wurst anschließend für 8 Stunden in den Kühlschrank zum Abkühlen.

Kaltgeräucherte Gänsebrust

Zutaten

Gänsebrust am Brustbein	1 kg
Nitritpökelsalz	35 g
Zucker	1 Prise
Pfefferkörner	½ TL
Wacholderbeeren	3
Pfeffer	1 TL
Majoran	½ TL
Muskat	½ TL

Nachher	Zeit	Stufe
12 Tage.	1 Std.	mittel

Zubereitung

1. Lösen Sie die Gänsebrust von dem Brustbein. Achten Sie dabei darauf, dass die Haut nicht verletzt wird und die beiden Hälften der Brust noch verbunden sind.

2. Spülen Sie die Brust mit kaltem Wasser und tupfen sie trocken.

3. Schroten Sie die Pfefferkörner und die Wacholderbeeren und vermischen diese mit dem Nitritpökelsalz und dem Zucker, Pfeffer, Majoran und Muskat.

4. Sie können natürlich auch andere Gewürze verwendet, je nachdem welchen Geschmack Sie bevorzugen.

5. Reiben Sie nun die Gänsebrust gut mit der Gewürzmischung ein, sodass jede Öffnung von der Mischung bedeckt ist.

6. Geben Sie das Fleisch nun in einen Vakuumbeutel und lassen diesen zum Pökeln für 4 Tage im Kühlschrank.

7. Wenden Sie den Beutel täglich und kneten Sie ihn etwas durch.

8. Nach der Ruhezeit nehmen Sie das Fleisch aus der Tüte und spülen es gut unter kaltem Wasser und tupfen es trocken.

9. Klappen Sie nun die Gänsebrust zusammen, nehmen eine Küchenschnur und binden sie wie einen Rollbraten zusammen.

10. Jetzt wird die Gänsebrust für 2 Tage an einem kühlen, luftigen Ort zum Trocknen aufgehängt.

11. Nach der Trockenzeit kommt die Brust in den Räucherschrank bei maximal 25 Grad Celsius.

12. Sie sollten dabei 5 – 8 Durchgänge machen zu je 8 Stunden machen und dazwischen immer mindestens 12 Stunden Pause einhalten.

13. Anschließend muss die Gänsebrust noch 1 – 2 Tage an einem luftigen Ort aufgehängt werden und ist dann genießbar.

Als Aufbewahrung eignet es sich, die Gänsebrust in Stücke zu schneiden und im Vakuum aufzubewahren.

Entenschinken

Zutaten

Entenbrust	1 kg	Vorher	Zeit	Stufe
Nitritpökelsalz	30 g	-	gesamt 3 Wochen	einfach
Rauchsalz (optional)	10 g			
Wacholderbeeren (zerstoßen)	1 TL			
schwarzer Pfeffer (gemörsert)	2 TL			
getrockneter Thymian	½ TL			

Zubereitung

1. Trennen Sie die Entenbrust von den Sehnen, Hautlappen und überschüssigem Fett.

2. Zerkleinern Sie die Wacholderbeeren und die Pfefferkörner in einer Gewürzmühle oder in einem Mörser und vermischen dies mit dem Nitritpökelsalz.

3. Reiben Sie mit der Gewürzmischung das Fleisch ein und geben es in eine Vakuumtüte einschweißen.

4. Falls Sie kein Gerät zum Einschweißen besitzen können Sie alternativ auch einen Gefrierbeutel nehmen und versuchen so viel Luft wie möglich zu entfernen, bevor sie diesen verschließen.

5. Nun muss das Entenfleisch im Kühlschrank 2 Tage pökeln. Das Fleisch muss währenddessen ca. 2 – 3-mal am Tag gewendet und durchgeknetet werden.

6. Nach der Pökelzeit holen Sie das Fleisch aus dem Beutel und tupfen es trocken.

7. Nun wird die Entenbrust in den Reifeschrank für ca. 14 – 17 Tage aufgehängt, das sogenannte „Abbrennen".

8. Anschließend wird die Entenbrust zur Ausreifung für mehrere Tage an einem luftigen, gut belüfteten Ort aufgehängt und ausgetrocknet, je nach Geschmack, weicher oder fester getrocknet.

Fleischkäse – verschiedene Arten

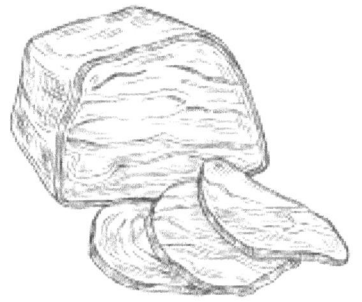

Fleischkäse klassisch

Zutaten

Schweinefleisch (Schulter)	500 g	Vorher	Zeit	Stufe
Schweinebacke	300 g	-	2 Std.	einfach
Schweinespeck (Rucken)	200 g			
Nitritpökelsalz	22 g			
Pfeffer, schwarz, gemahlen	4 g			
Knoblauchpulver	2 g			
Ingwer	1 g			
Kardamom	2 g			
Koriander	2 g			
Muskat	2 g			
Kutterhilfsmittel	4 g			
kleine Zwiebel	1			

Zubereitung

1. Schneiden Sie alle Fleischstücke in kleine Stücke und geben es für ca. 45 zum Abkühlen in das Gefrierfach.

2. Anschließend wird das Fleisch mit einer 3 mm Scheibe durch den Fleischwolf gelassen.

3. Geben sie das Fleisch in eine Küchenmaschine, geben Sie die Gewürze dazu und nach und nach 100 ml kaltes Wasser dazu bei erhöhter Geschwindigkeit für ca. 3 – 5 Minuten.

4. Es sollte eine klebrige, bindende Masse entstehen.

5. Füllen Sie die Fleischmasse in eine rechteckige Kuchenform und streifen es mit einem Spatel an der Oberfläche glatt.

6. Sie können mit dem Spatel ein Kreuz -und Quermuster anbringen.

7. Stellen Sie den Ofen auf Ober- und Unterhitze auf 80 Grad ein und lassen den Fleischkäse für 20 Minuten im Ofen.

8. Anschließend erhöhen Sie die Temperatur auf 120 Grad und backen für 2 Stunden weiter.

9. Nun müssen Sie nur noch auf 200 Grad Celsius für 5 Minuten erhöhen, damit eine schöne Kruste entsteht.

10. Schneiden Sie den Fleischkäse rundherum aus der Form, stürzen ihn und der Fleischkäse ist fertig.

Guten Appetit.

Putenleberkäse

Zutaten

		Vorher	Zeit	Stufe
Putenfleisch	650 g	-	2 Std.	einfach
Schweinefleisch (Schulter)	350 g			
Speck	50 g			
Eiswasser	200 g			
Speiseöl	100 ml			
Meersalz	14 g			
Pfeffer	6 g			
Petersilie	3 g			
Kümmel	6 g			
Macis	1 g			
Kardamom	0,5 g			
Kutterhilfsmittel	5 g			

Zubereitung

1. Schneiden Sie die Fleischstücke klein und legen Sie in einer Schale für 45 Minuten ins Gefrierfach.

2. Zerkleinern Sie alle Gewürze in einer Gewürzmühle, lassen das Fleisch und den Speck durch einen Fleischwolf mit einer 3 mm Scheibe.

3. Geben Sie nun die Gewürze in das Brät und rühren alles zusammen in einer Küchenmaschine zu einer homogenen Masse. Geben Sie dabei langsam erst das Öl und dann das Eiswasser dazu.

4. Füllen Sie das Brät in eine Kuchenkastenform, streichen die Oberfläche glatt und lassen den Puten-Leberkäse ca. 50 Minuten bei 175 Grad Celsius mit Umluft backen.

5. Holen Sie den Leberkäse aus dem Ofen, lassen ihn kurz abkühlen und schon können Sie ihn genießen.

Leberkäse

Zutaten

Hackfleisch gemischt mit 20 % Fettanteil	1 kg
Stärke	2 EL
Backpulver	1 TL
Eiswasser	300 ml
Nitritpökelsalz	30 g
Piment	½ EL
Pfeffer, schwarz	½ EL
Knoblauchgranulat	1 EL
Muskatnuss gerieben	1 kleines Stück

Vorher	Zeit	Stufe
-	2 Std.	mittel

Zubereitung

1. Stellen Sie das Fleisch kalt, wenn möglich für 30 Minuten ins Gefrierfach.

2. Ebenso sollte das Wasser ins Gefrierfach gestellt werden, damit es eiskalt ist, wenn wir es verwenden.

3. Geben Sie das Hackfleisch noch einmal durch den Fleischwolf.

4. Geben Sie alle Gewürze in das Fleisch, mahlen Sie vorher den Piment mit einer Gewürzmühle. Dazu kommen die Stärke und das Backpulver.

5. Nun kneten Sie mit der Hand alles gut miteinander. Eine Küchenmaschine kann dazu natürlich auch genutzt werden. Geben Sie nach und nach das kalte Wasser dazu, bis das Brät eine gute homogene Masse hat.

6. Geben sie das Brät in eine Kastenkuchenform, das sie vorher gut eingeölt haben und streichen Sie die Oberseite gut ab.

7. Mit nassen Händen arbeitet es sich dabei leichter.

8. Geben sie nun die Kuchenform in den auf 150 Grad Celsius vorgeheiztem Backofen und lassen den Leberkäse für eine Stunde bei Ober- und Unterhitze backen.

9. Wer es gerne knusprig hat, kann die Temperatur auf 200 Grad erhöhen und den Leberkäse noch weitere 5 – 10 anbacken.

10. Sie können natürlich auch andere Gewürze hernehmen, je nach Geschmack.

11. Ebenso können Sie Emmentaler in das Brät einmischen oder Peperoni untermischen, je nach Belieben.

Leberkäse lässt sich gut portionieren und einfrieren.

Pizza - Fleischkäse

Zutaten

Schweinefleisch aus der Schuler.	400 g	Vorher	Zeit	Stufe
Rindfleisch	400 g	-	2 Std.	einfach
Schweinefett	200 g			
Nitritpökelsalz	18 g			
Pfeffer, gemahlen	2 g			
Macis	2 g			
Muskatnuss, gemahlen	1 g			
Koriander	1 g			
Ingwer	1 g			
Kümmel	1 g			
Käse, Salami und Paprika	100 g			

Zubereitung

1. Geben Sie das gekühlte Fleisch in den Fleischwolf mit einer 3 mm Scheibe.

2. Schneiden Sie den Käse, Salami und die Paprika fein in kleine Stücke und geben die Pizzamischung zusammen mit den Gewürzen in eine Küchenmaschine mit Knethaken.

3. Nun verkneten Sie alles noch mal gut für 3 – 4 Minuten, bis ein zähes Fleischbrät entstanden ist.

4. Füllen Sie die Masse in Aluminium-Behälter oder in eine Kuchenbackform und legen Sie diese in den Backofen mit Ober- und Unterhitze bei 180 Grad (oder Umluft) für ca. 1,5 Stunden.

Wenn der Fleischkäse oben goldbraun geworden ist, kann er aus dem Ofen geholt werden und ist verzehrfertig.

Schweizer Fleischkäse

Zutaten

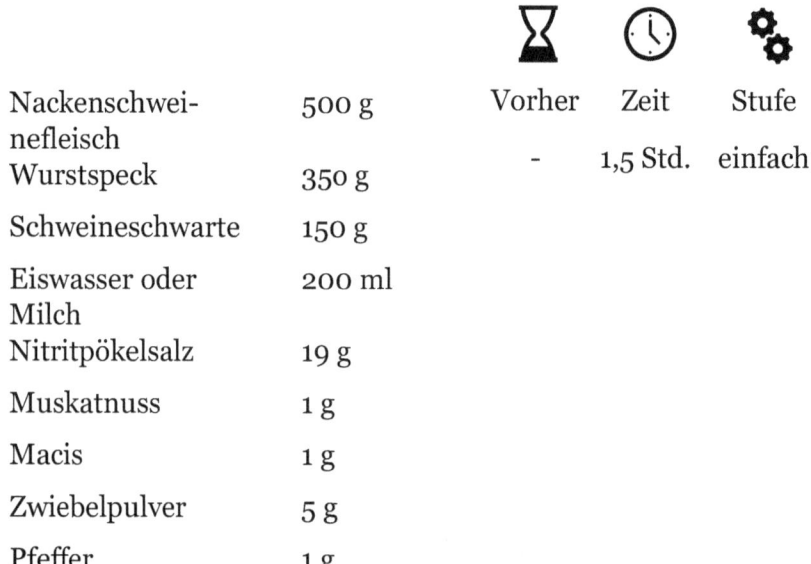

		Vorher	Zeit	Stufe
Nackenschweinefleisch	500 g	-	1,5 Std.	einfach
Wurstspeck	350 g			
Schweineschwarte	150 g			
Eiswasser oder Milch	200 ml			
Nitritpökelsalz	19 g			
Muskatnuss	1 g			
Macis	1 g			
Zwiebelpulver	5 g			
Pfeffer	1 g			

Zubereitung

1. Schneiden Sie alle Fleischstücke und Speck in kleine Würfel und geben diese nach einer Abkühlzeit von 30 Minuten im Gefrierfach in den Fleischwolf mit einer 3 mm Scheibe.

2. Geben Sie das Brät mit den Gewürzen in eine Küchenmaschine, rühren gut durch und geben nach und nach das Eiswasser oder alternativ die Milch dazu, bis es eine homogene Substanz hat.

3. Nun kommt das Brät in eine Backform und für ca. 1 Stunde bei 100 Grad Celsius in den Backofen (Ober- und Unterhitze).

4. Damit der Fleischkäse eine braune Kruste bekommt, erhitzen Sie nach der Stunde Backzeit auf 170 Grad Celsius hoch und lassen ihn noch für weitere 6 – 10 weiter backen.

5. Lassen Sie den Fleischkäse abkühlen und servieren ihn noch warm.

Guten Appetit.

Vegetarische Wurst

Doch nicht nur für Fleischesser gibt es leckere Wurstsorten zum Genießen, auch vegetarische Würstchen sind immer mehr im Trend. Gründe dafür sind vielseitig, nicht nur, weil Veganer und Vegetarier Tiere nicht essen möchten, ein großer Vorteil liegt daran, dass vegetarische Wurst kein tierisches Fett oder Cholesterin enthält.

Die Menge an Salz, Öl und Kalorien kann nach den gleichen Regeln eingestellt werden, die auch für die Herstellung anderer Würste gelten. Das am schwierigsten zu lösende Problem besteht darin, den Geschmack von Fleisch zu duplizieren. Es sollte akzeptiert werden, dass eine Wurst, die ohne Fleisch hergestellt wird, einen anderen Geschmack hat und nicht mit einem traditionell hergestellten Fleischprodukt konkurrieren kann. Es hat jedoch seinen eigenen Charakter und muss keine Fleischwürste imitieren oder mit ihnen konkurrieren.

Eine typische vegetarische Wurst besteht aus:

- Hauptmaterial (dominant): Getreide, Hülsenfrüchte, Kartoffeln.
- Proteinquelle: Weizengluten, Tofu, texturiertes Pflanzenprotein (TVP).
- Fett: Pflanzenöl.
- Bindemittel: Mehl, Stärke und Leinsamenemulsion.

- Ausstellungsmaterial: Nüsse, Samen, Trockenfrüchte, gewürfelter Tofu, TVP.
- Zutaten: Salz, Zucker, Honig, Gewürze, natürliche Farbstoffe, Gemüsebrühe.

Probieren Sie diese doch auch einfach einmal aus, die Wurstrezepte sind lecker, gesund und sättigend.

Vegetarische Bratwurst

Zutaten

		Vorher	Zeit	Stufe
getrocknete Pilze	10 g	-	1,5 Std.	einfach
getrocknete grüne Linsen	350 g			
Rapsöl	2 EL			
Zwiebeln, gewürfelt	2			
Knoblauchzehen, zerdrückt	2			
frisch gehackter Thymian	2 TL			
frisch gehackter Oregano	2 EL			
gemahlene Walnüsse	250 g			
frische Semmelbrösel	250 g			
Tomatenpüree	2 EL			
vegane Worcester-Soße	2 TL			
Selleriesalz	2 TL			
frisch gemahlener, schwarzer Pfeffer	2 TL			
Eier geschlagen	2			
Frischhaltefolie zum Formen von Würstchen oder Backpapier				

Zubereitung

1. Befeuchten Sie die Pilze 10 – 15 Minuten lang in heißem Wasser, ca. 90 Grad und sieben sie wieder heraus.

2. Benutzen die die Flüssigkeit, die von den Pilzen übrig ist und kochen darin für ca. ½ Stunde die Linsen, bis sie weich sind. Sieben Sie die Linsen heraus und zerdrücken sie.

3. Geben Sie die Zwiebeln in eine Pfanne und lassen sie diese glasig werden. Geben Sie den zerdrückten Knoblauch dazu lassen beides für 2 – 3 Minuten weiter braten.

4. Nun werden die Pilze klein gehackt und zusammen mit den restlichen Zutaten vermischt.

5. Für die restliche Zubereitung benötigen Sie ein Dampfer, indem Sie die Würste für ca. 20 Minuten lang garen lassen. Anschließend müssen diese noch abkühlen.

6. Nun müssen Sie nur noch die Folie entfernen und die Würste können gegrillt oder gebraten werden.

Vegetarische Bratwurst Spezial

Zutaten

		Vorher	Zeit	Stufe
Olivenöl	2 EL	-	30 Min.	einfach
Pilze, geschnitten	100 g			
Frühlingszwiebeln	3			
Knoblauchzehe, gehackt	1			
Paprika, geräuchert	1 TL			
Hafer	50 g			
Bohnen aus der Dose	400 g			
Mandeln, gemahlen	2 EL			
weiße Miso-Paste	1 EL			
Meersalz	½ TL			
Pfeffer, schwarz, gemahlen	½ TL			

Zubereitung

1. Erhitzen Sie 1 Esslöffel Öl in der Pfanne. Geben Sie Pilze dazu und lassen Sie diese leicht braun werden. Rühren Sie dabei ständig um.

2. Nun kommen die Frühlingszwiebeln und der Knoblauch dazu und alles wird für ca. 2 Minuten weiter angebraten, bis die Zwiebeln weich und glasig sind.

3. Nun kommt der Paprika dazu und der Hafer wird untergerührt. Kippen Sie alles auf einen Teller und kühlen für ca. 15 Minuten ab.

4. Geben Sie nun die gemahlenen Mandeln, die Bohnen und die Misopaste in eine Küchenmaschine. Unter ständigem Rühren fügen Sie die Pilze und den Pfeffer dazu.

5. Lassen Sie die Küchenmaschine so lange laufen, bis sich eine homogene Paste entwickelt. Falls sich die Mischung an den Rändern befindet, dann drücken Sie diese mit einem Löffel zurück, bis sich die richtige Konsistenz bildet.

6. Schmecken Sie die Paste mit den Gewürzen ab und zerteilen Sie in ca. 8 – 10 Stücke und rollen Sie Würste aus der Masse.

7. Nehmen Sie nun das restliche Öl und geben die Würste in die Pfanne. Bei mittlerer Hitze sollten diese ca. 5 Minuten braten. Wenden Sie sie dabei mehrmals, damit sie eine schöne Bräune erhalten.

Vegane Lauchwurst

Zutaten

		Vorher	Zeit	Stufe
Butter	250 g	-	30 Min.	einfach
Lauch, geschnitten, fein geschnitten (vorbereitetes Gewicht)	115 g			
Semmelbrösel	175 g			
gehackte, frische Petersilie	2 EL			
gehackter, frischer Thymian	1 EL			
Cheddarkäse, fein gerieben	150 g			
Eier aus Freilandhaltung, getrennt	2			
Senf	1 TL			
Meersalzflocken	½ TL			
Sonnenblumenöl	5 EL			
Frisch gemahlener schwarzer Pfeffer				

Zubereitung

1. Geben Sie die Butter in eine große beschichtete Pfanne und braten Sie den Lauch 8–10 Minuten lang an, bis er sehr weich, aber nicht gefärbt ist.

2. Verrühren Sie 100 g Semmelbrösel, Petersilie, Thymian und Käse in einer großen Rührschüssel.

3. Eigelb mit Senf, Salz und viel frisch gemahlenem schwarzen Pfeffer in einer separaten Schüssel schlagen.

4. Nehmen Sie die Pfanne vom Herd und geben Sie den Lauch mit den Semmelbröseln in die Schüssel. Fügen Sie das Eigelb hinzu und mischen Sie es gut mit einem großen Holzlöffel, bis alles gut verrührt ist.

5. Die Lauchmischung in acht Portionen teilen und in Wurstformen rollen. Legen Sie die Würste auf ein mit Frischhaltefolie ausgelegtes Tablett.

6. Das Eiweiß in einer Schüssel mit einem großen Metallbesen leicht schaumig rühren. Streuen Sie 75 g Semmelbrösel über einen großen Teller. Tauchen Sie die Würste einzeln in das geschlagene Ei und rollen Sie die Semmelbrösel ein, bis sie gleichmäßig bedeckt sind.

7. Zum Braten der Würste erhitzen Sie Öl in einer großen beschichteten Pfanne und lassen sie bei mittlerer Hitze ca. 10 – 12 Minuten braten, bis sie goldbraun und knusprig sind.

Vegetarische Nuss-Wurst

Zutaten

		Vorher	Zeit	Stufe
Walnüsse	100 g	-	30 Min.	einfach
rote Zwiebel	1			
geschlossene Tasse weiße Pilze	250 g			
sonnengetrocknete Tomaten in Öl	5			
Miso Paste	1 EL			
Semmelbrösel	75 g			
Paprikapulver	1 TL			
Knoblauchgranulat	1 TL			
Salbei	1 TL			
Selleriesalz	1 TL			
Pfeffer nach Geschmack				

Zubereitung

1. Geben Sie die Walnüsse in eine Küchenmaschine und mixen solange, bis ein grobes Mehl entsteht. Anschließend schütten Sie das Nussmehl in eine große Schüssel und reinigen die Küchenmaschine.

2. Hacken Sie die Zwiebel und die Pilze in kleine Würfel. Braten Sie die Zwiebeln in Öl an, bis sie glasig sind und geben Sie die

Pilze dazu. Lassen Sie alles zusammen weiterbraten, bis die Flüssigkeit verdunstet ist und eine klebrige Masse entsteht.

3. Geben Sie die getrockneten Tomaten und die Misopaste in die Küchenmaschine und rühren so lange, bis eine glatte Masse entsteht.

4. Fügen Sie nun das Walnussmehl und alle übrigen Zutaten dazu, weiter verrühren, bis Sie eine klebrige teigartige Mischung erhalten.

5. Bilden Sie nun mit den Händen Kugeln, rollen diese auf einem Holzbrett zu Würsten aus.

6. Die Würste nicht zu groß machen, damit sie nicht auseinanderfallen

7. Jetzt kann die Nusswurst von beiden Seiten angebraten werden, bis sie eine schöne bräunliche Farbe annehmen und knusprig sind.

Vegane Leberwurst

Zutaten

		Vorher	Zeit	Stufe
Kidneybohnen (gekocht)	500 g	-	15 Min.	einfach
rote Zwiebel	1			
Knoblauchzehen	2			
Paprikapulver	3 TL			
Salz	1 TL			
Pfeffer	1 TL			
Majoran	1 TL			
Hefeflocken	2 EL			
Olivenöl	1 TL			

Zubereitung

1. Schälen Sie die Zwiebel und schneiden diese in kleine Stücke. Verfahren Sie ebenso mit der Knoblauchzehe und geben Sie beides in eine Pfanne mit etwas Fett und lassen alles zusammen etwas andünsten.

2. Lassen Sie die Kidneybohnen abtropfen und geben sie zusammen mit der Zwieble-Knoblauchmischung in eine Küchenmaschine und pürieren beides kurz durch. Falls Sie keine Küchenmaschine besitzen, können Sie auch einen Pürierstab verwenden.

3. Nun fügen Sie alle weiteren Zutaten hinzu und verrühren weiter. Es sollte eine homogene Masse entstehen. Falls nötig, können Sie etwas Wasser hinzufügen.

4. Schmecken Sie die Masse noch kurz ab und bei Bedarf können Sie Gewürze nach Ihrem Geschmack hinzufügen.

5. Nehmen sie ein luftdicht verschließbares Glas und füllen Sie die Masse ein.

6. Stellen Sie die Gläser in den Kühlschrank und verbrauchen Sie die vegane Mettwurst innerhalb einer Woche auf.

Zwiebel-Mettwurst vegetarisch

Zutaten

		Vorher	Zeit	Stufe
Reiswaffeln aus dem Bioladen	200 g		30 Min.	einfach
Tomatenmark	8 EL			
Weinessig	1 EL			
Zwiebeln	2			
Etwas Salz und Pfeffer zum Abschmecken				

Zubereitung

1. Zerkleinern Sie die Reiswaffeln in kleine Brösel.

2. Schneiden Sie die Zwiebeln in kleine feine Stücke und vermischen Sie mit den Reiswaffeln.

3. Geben Sie das Tomatenmark in einen halben Liter heißes Wasser, dazu den Weinessig, gießen alles über die Zwiebel-Reiswaffel-Mischung und verrühren alles gut miteinander.

Lassen Sie das Mett über Nacht im Kühlschrank durchziehen

Vegane Mortadella

Zutaten

Tofu, natur	200 g
Rote-Bete-Saft	150 ml
Zitronensaft	2 EL
neutrales Öl	80 ml
Majoran, getrocknet	1 TL
Muskatnuss, gerieben	1 TL
Zwiebeln, granuliert	1
Knoblauch, granuliert	1
Tomatenmark	2 EL
Hefeextrakt	1 TL
Senf, mittelscharf	2 TL
Salz	4 TL
Paprika, scharf	1 TL
Koriander	1 TL
Kardamom, gemahlen	1 TL
Salz	4 TL
Pfeffer	1 TL
Guarkernmehl	1 TL
Gluten Pulver	100 g

Vorher	Zeit	Stufe
-	1,5 Std.	einfach

gehackte Pistazien   40 g

Zubereitung

1. Zerbröckeln Sie den Tofu und geben ihn einen Mixer. Geben Sie das Wasser, Rote-Bete-Saft, Zitronensaft, Öl und alle Gewürze außer dem Gluten Pulver und den Pistazien dazu und mixen alles zusammen gut schaumig durch.

2. Verkneten Sie das Gluten Pulver mit der Tofu-Mischung und geben Sie die Pistazien dazu.

3. Formen Sie aus dem Teig Würste in der gewünschten Größe und wickeln diese doppelt in Alufolie ein. Drehen Sie die Enden gut ein, damit die Wurst gut verschlossen ist.

4. Geben Sie die Würste in einen Dampfgartopf, füllen ca. 3 cm Wasser ein und lassen es aufkochen und schalten danach auf niedrigere Temperatur herunter. Die Würste müssen nun ca. 1 Stunde gedämpft werden. Falls das Wasser verdunsten sollte, heißes Wasser nachgießen.

5. Nehmen Sie nun die Wurst aus der Folie und lassen sie abkühlen.

6. Anschließend wickeln Sie die vegane Mortadella in Frischhaltefolie ein und lassen Sie für einen Tag im Kühlschrank auskühlen.

Viel Spaß beim Ausprobieren und guten Appetit.

Soßen für Wurstgerichte

Zwiebelsoße

für 4 Würste (Bratwürste, Frankfurter, Knackwurst, etc.)

Zutaten

		Vorher	Zeit	Stufe
Zwiebeln	4	-	20 Min.	einfach
Schinken (in Würfel geschnitten)	100 g			
Sonnenblumenöl	1 EL			
Mehl	1 EL			
Würfel Fleischbrühe (1/2 Liter)	1			
Pfeffer, schwarz gemahlen	1 TL			
Paprika	½ TL			
Je nach Geschmack: Kümmel, Knoblauch				

Zubereitung

1. Entfernen Sie die Schale der Zwiebeln und schneiden Sie sie in dünne Streifen.

2. Erhitzen Sie das Öl, geben die Schinkenwürfel hinein und lassen diese leicht anbraten, fügen Sie die Zwiebelstücke dazu und lassen alles bei geringer Hitze dünsten, bis sie weich sind.

3. Geben Sie das Mehl darüber und schwitzen unter Rühren gut an.

4. Nun löschen Sie die Soße mit der Brühe ab und geben die Gewürze dazu.

5. Dazu schmecken Salat, Salzkartoffeln oder Kartoffelbrei.

Soße für Currywurst

2 Portionen

Zutaten

		Vorher	Zeit	Stufe
Öl	1 EL	-	15 Min.	einfach
Zwiebel	1			
Currypulver, je nach Geschmack auch mehr	1 TL			
Tomatenmark	1 EL			
Tomatenstücke aus der Dose	250 ml			
Apfelessig	1 EL			
Apfelsaft	50 ml			
Zucker	1 TL			
Salz und Pfeffer nach Geschmack				

Zubereitung

1. Schälen Sie zunächst die Zwiebeln und schneiden sie in kleine Würfelchen.

2. Nun wird das Öl in einer Pfanne erhitzt und die Zwiebeln werden darin glasig gebraten.

3. Nun streuen Sie das Currypulver über die Zwiebeln, verrühren gut und geben nach und nach erst Tomatenmark, dann die Tomaten, Apfelsaft und Essig dazu.

4. Zerdrücken Sie die Tomatenstücke mit der Gabel und geben den Zucker dazu.

5. Die Soße muss noch ca. 10 Minuten bei kleiner Einstellung köcheln und wird mit Salz und Pfeffer abgeschmeckt.

Tipp: Wenn Sie die Soße extra scharf möchten, können sie in die Tomatensoße eine entkernte Peperoni dazugeben oder diese direkt mit den Zwiebeln anbraten. Sie können aber auch Tabasco verwenden oder beides.

Käse-Knoblauch-Soße

Zutaten

		Vorher	Zeit	Stufe
Zwiebel	1	-	20 Min.	einfach
Bratwürste	200 g			
Knoblauchzehen	4			
Speck	100 g			
Käse, gerieben	100 g			
Fleischbrühe	½ Liter			
Sahne	200 ml			
Mehl	1 EL			
Chilipulver	¼ TL			
Paprikapulver, süß	¼ TL			
Salz und Pfeffer zum Abschmecken				

Zubereitung

1. Schälen Sie die Zwiebel und den Knoblauch und schneiden diese in kleine Stücke. Schneiden Sie den Speck und Bratwürste ebenso in kleine Scheiben.

2. Geben Sie nun die Bratwurst, den Speck, die Zwiebel und den Knoblauch in die Panne und lassen alles für ein paar Minuten anbraten.

3. Gießen Sie die Brühe in den Topf, geben das Mehl dazu und rühren ununterbrochen dabei um. Nun wird die Sahne dazugegeben und alles wird für 3 – 4 Minuten durchgekocht.

4. Zum Schluss kommt der Käse in die Soße. Lassen Sie diesen unter Rühren schmelzen und schmecken Sie sie mit Gewürzen und mit gehackten Kräutern ab.

Senfsoße

2 Portionen

Zutaten

		Vorher	Zeit	Stufe
helle Soße	1 Päckchen	-	10 Min.	einfach
Wasser	200 ml			
Emmentaler oder Schmelzkäse	40 g			
Senf	1½ EL			
Salz und Pfeffer zum Abschmecken				

Zubereitung

1. Schneiden Sie die Wurst (Bratwurst, Knacker, Wiener, etc.) in kleine Stücke und braten diese in einer Pfanne mit Öl an.

2. Geben Sie dann das Wasser dazu und bringen es zum Kochen.

3. Nun rühren Sie die Päckchensoße dazu und lassen diese aufkochen.

4. Zerstückeln Sie den Emmentaler und lassen ihn in der Soße mitschmelzen.

5. Geben Sie nun den Senf dazu und schmecken mit Salz und Pfeffer ab.

Zwiebelsoße für Bratwurst

für 4 kleine Bratwürste

Zutaten

		Vorher	Zeit	Stufe
Speiseöl	1 EL	-	15 Min.	einfach
Zwiebeln	3			
Malzbier	300 ml			
Brühe	250 ml			
Speisestärke	1½ TL			
Tomatenmark	1½ TL			

Salz und Pfeffer zum Abschmecken
Kümmel, falls gewünscht

Zubereitung

1. Braten Sie die Bratwürste (oder auch andere Würste, wie Krakauer oder Knacker) gut von allen Seiten braun an und geben diese in den vorgeheizten Ofen zum warm halten.

2. Geben Sie nun die vorher in Ringe geschnittenen Zwiebeln in das Fett und rösten diese an.

3. Geben Sie das Malzbier und die Brühe zu den Zwiebeln und lassen die Soße ca. 5 Minuten bei kleiner Hitze weiter einköcheln. Binden Sie nun mit der Speisestärke und schmecken Sie die Soße nach ihrem Geschmack mit Pfeffer, Salz und eventuellen anderen Gewürzen ab.

4. Nun gießen Sie die Soße über die Bratwürste und servieren mit Krautsalat oder Kartoffelbrei.

Guten Appetit.

Biersoße

für 4 Personen

Zutaten

		Vorher	Zeit	Stufe
Bratwürste	8	-	30 Min.	einfach
Zwiebel	1			
Bier	1/2 Liter			
Salz	¼ TL			
Pfeffer	¼ TL			
Etwas Butter				
Stärke	2 EL			

Zubereitung

1. Lassen Sie die Würste mit der in kleine Scheiben geschnittenen Zwiebel in eine Pfanne mit etwas Butter leicht anbräunen.

2. Löschen Sie dann mit dem Bier ab und bringen die Soße zum Kochen.

3. Geben Sie nun Salz, Pfeffer und das Lorbeerblatt dazu und lassen sie bei mäßiger Hitze für 15 Minuten weiterköcheln. Geben Sie nach und nach unter Rühren das Stärkemehl dazu.

Begriffserklärungen

Umröten

Bedeutet, dass die Wurst beim Pökeln eine rote Farbe annimmt. Dies geschieht durch das Nitritpökelsalz, das durch seine Zusammensetzung einen Prozess zur Veränderung der Farbe des Fleisches auslöst.

Kutter

Ein Kutter wird auch als Schneidmischer bezeichnet und wird vor allen Dingen bei der Wurstherstellung verwendet. Damit kann man Fleisch, Eis, Gewürze und Hilfsstoffe zerkleinern, auch sogenannte Kutterhilfsmittel. Für die Wurstherstellung zu Hause genügt auch eine Küchenmaschine, da normalerweise keine überaus große Menge hergestellt werde, wie z. B. in einer Metzgerei.

Kutterhilfsmittel

Wie der Name schon sagt, dienen sie als Hilfe bei den Kuttern. Sie sorgen dafür, dass sich das Wasser bindet, Fett gut emulgiert und das Brät sich stabilisiert. Meist enthalten sie Zitronensäure, Natrium oder Kaliumsalze, wie auch Casein oder Eiklar.

Kutterhilfsmittel können in Fachgeschäften erworben werden. Als Ersatz dient Senfmehl (9 Gramm auf 1 kg Brät)

Starterkulturen

Diese werden meist bei der Herstellung von Rohwürsten verwendet und bestehen aus Hefe, Bakterien oder Schimmelpilzen. Sie können diese bei Fachbetrieben in Form von gefriergetrocknetem Pulver erwerben.

Nitritpökelsalz

Nitritpökelsalz wird aus Kochsalz und Natriumnitrit hergestellt. Es wird verwendet, um Fleisch und Wurst haltbar zu machen. Es hat antioxidative Eigenschaften und sorgt für die rötliche Farbe der Wurst und Fleischwaren.

Schlusswort

Ich hoffe, dass ich Ihnen mit meinem Buch einen kleinen Einblick geben konnte von der Vielfältigkeit der Wurstherstellung, Sie haben es sozusagen selbst in der Hand und können die leckersten Spezialitäten nach Ihren Wünschen herstellen und mit Gewürzen experimentieren.

Sie können bei der nächsten Grillparty ihre selbst hergestellten Würste ihren Freunden präsentieren und der Gaumenschmaus ist garantiert.

Doch auch ihre Familie wird sich über Ihre neuen Kochkünste erfreuen und Sie können zu verschiedenen Anlässen einen selbst geräucherten Schinken als Geschenk mitbringen. Meine Freunde freuen sich immer riesig darüber und bewundern den Geschmack.

Ich persönlich möchte meine selbst hergestellten Würste nicht vermissen.

Nun wünsche ich Ihnen viel Spaß und ein gutes Gelingen beim Ausprobieren der Rezepte.

Haftungsausschluss

Die Umsetzung aller enthaltenen Informationen, Anleitungen und Strategien dieses E-Books erfolgt auf eigenes Risiko. Für etwaige Schäden jeglicher Art kann der Autor aus keinem Rechtsgrund eine Haftung übernehmen. Für Schäden materieller oder ideeller Art, die durch die Nutzung oder Nichtnutzung der Informationen bzw. durch die Nutzung fehlerhafter und/oder unvollständiger Informationen verursacht wurden, sind Haftungsansprüche gegen den Autor grundsätzlich ausgeschlossen. Ausgeschlossen sind daher auch jegliche Rechts- und Schadensersatzansprüche. Dieses Werk wurde mit größter Sorgfalt nach bestem Wissen und Gewissen erarbeitet und niedergeschrieben. Für die Aktualität, Vollständigkeit und Qualität der Informationen übernimmt der Autor jedoch keinerlei Gewähr. Auch können Druckfehler und Falschinformationen nicht vollständig ausgeschlossen werden. Für fehlerhafte Angaben vom Autor kann keine juristische Verantwortung sowie Haftung in irgendeiner Form übernommen werden.

Inhalte dürfen keinesfalls veröffentlicht werden. Bei Missachtung behält der Autor sich rechtliche Schritte vor.

Impressum

© Franz Metzbach

2022

2. Auflage

Alle Rechte vorbehalten

Nachdruck, auch in Auszügen, nicht gestattet

Kein Teil dieses Werkes darf ohne schriftliche Genehmigung des Autors in irgendeiner Form reproduziert, vervielfältigt oder verbreitet werden

Kontakt: Simon Röhrl/Kirchfeldstraße 6/94551 Lalling

Covergestaltung: lauria/Fiverr

www.ingramcontent.com/pod-product-compliance
Lightning Source LLC
Chambersburg PA
CBHW070620220526
45466CB00001B/66